U0340545

亲爱的小孩,从这里探索人体

魏 怡/著

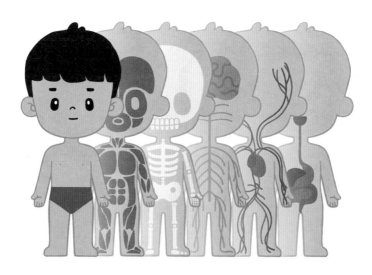

江西美术出版社
全国百佳出版单位

图书在版编目（CIP）数据

亲爱的小孩，从这里探索人体 / 魏怡著 . -- 南昌：
江西美术出版社，2022.1
ISBN 978-7-5480-8351-1

I. ①亲… II. ①魏… III. ①人体—少儿读物 IV.
①R32-49

中国版本图书馆 CIP 数据核字（2021）第 095171 号

出 品 人：周建森
企 　 划：北京江美长风文化传播有限公司
责任编辑：楚天顺　朱鲁巍　　策划编辑：朱鲁巍
责任印制：谭　勋　　　　　　封面设计：韩立强

亲爱的小孩，从这里探索人体
QIN'AI DE XIAOHAI, CONG ZHELI TANSUO RENTI

魏　怡 / 著

出　　　版：江西美术出版社
地　　　址：江西省南昌市子安路 66 号
网　　　址：www.jxfinearts.com
电子信箱：jxms163@163.com
电　　　话：010-82093785　　0791-86566274
发　　　行：010-58815874
邮　　　编：330025
经　　　销：全国新华书店
印　　　刷：北京市松源印刷有限公司
版　　　次：2022 年 1 月第 1 版
印　　　次：2022 年 1 月第 1 次印刷
开　　　本：889mm × 1194mm　1/32
印　　　张：5
ISBN 978-7-5480-8351-1
定　　　价：29.80 元

前 言
Preface

　　身体是生命的载体，从出生前到生命的终结，我们一直在不断地使用身体。使用它汲取营养、学习考试、工作生活，哪怕睡觉时，身体也在一刻不停地为我们工作。

　　可以说，身体对每个人来说都意义重大。我们必须对它有足够的了解，正确地使用它，它才会更好地工作。如果我们对身体使用不当，则会埋下很多健康隐患，带来很多健康问题。

　　我们对身体的了解又有多少呢？我们的身体是一个非常智慧、精密的机体，各大组织系统和各个身体器官共同作用，维护着人体健康，但每个系统都有其正常发挥作用的条件和环境。只有了解这些，满足身体的需要，才能使身体各大组织充分发挥作用，维持身体平衡。

　　现实生活中，很多人由于对自己身体的工作机制不够了解，往往会对身体进行一些不合理的使用，由此导致健康状况直线下降，为各种疾病的入侵提供了机会。了解一些人体常识，有助于适当地改善生活方式，把不健康的生活方式改掉，从而减少疾病的发生。

本书图文并茂、妙趣横生，周详而轻松地解密了我们的身体，让读者一眼看穿身体工作的奥秘。内容涵盖人体的各大系统的介绍，有些部分还结合了细胞学的原理。此外，书中还结合简洁而清晰的图片将人体各部位的名称及工作方式加以形象解读，与文字描述相得益彰，使读者对人体的各个系统、器官及它们的运转情况有所了解，从而正确地使用、呵护自己的身体，使身体时刻充满活力，高效运转。

对于家长来说，或许经常被孩子问到一些"大"问题，而最后发现其实都是"小"问题，比如"我们的胃是怎么工作的？""孩子是怎么出生的？"……有了这样一本趣味盎然的书，回答起这些问题来就轻松多了；对于孩子来说，他们对人体的相关知识既好奇又迷惑，本书既便于轻松理解文字内容，又能提升其审美愉悦和想象能力。只有充分了解我们的身体，才能科学地养护它，并很好地发挥它的优势。

目　录
Contents

 第一章 **生命究竟是什么**

感受生命的存在——呼吸与心跳

跟着食物去旅行——消化与吸收

第四章 感知外面的世界——不可思议的神经系统

第五章 神奇的屏障——身体的防御体系

第六章　让身体动起来——精妙的运动系统

第七章　了不起的生命

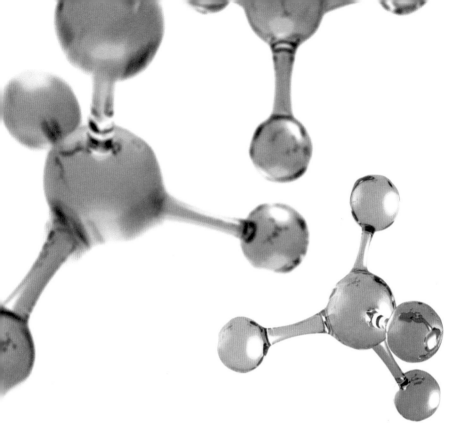

第一章 生命究竟是什么

　　在过去的很多年里，人们对人体的了解都很浅显，大部分只停留在表面观察阶段。一直到430多年前，显微镜的出现，才使得人类对人体的研究有了突破性的进展。

　　显微镜让人们看到了肉眼看不到的世界，包括最基础的生命单元——细胞。无论是植物还是动物，绝大多数的生命体都由细胞构成。人们通过显微镜看到了细胞的结构，从此以后，人类对人体的探索进入了新阶段。

原子的大小

这个世界上的所有事物，不论是我们吃的食物，还是我们看到的花草树木，甚至我们用到的所有工具，都是由原子构成的。原子的体积非常小，我们的肉眼根本无法看到。假设一个原子有一颗玻璃球那么大，那么，你的手就像地球一样大。虽然原子是如此的小，但它可是独立的实心体。

原子并不是构成事物的最小单位，它是由原子核和电子构

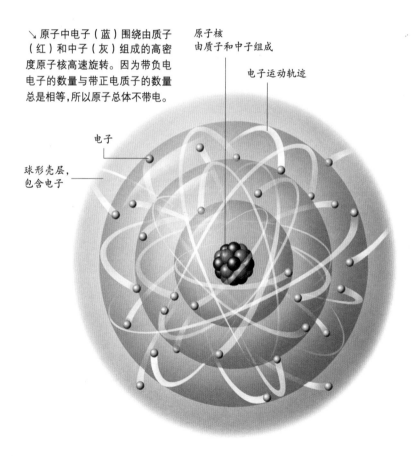

↘原子中电子（蓝）围绕由质子（红）和中子（灰）组成的高密度原子核高速旋转。因为带负电电子的数量与带正电质子的数量总是相等，所以原子总体不带电。

原子核
由质子和中子组成

电子运动轨迹

电子

球形壳层，
包含电子

成的。而原子核是由质子和中子构成的。不同的原子中这些粒子的数目不同，我们可以通过原子核和电子的不同，来区分原子。

原子核非常小，电子绕着原子核做高速运转，就像行星绕着太阳转一样。电子无时无刻不在运转，它们没有精确的定位。因此，人们用"电子云"来描述它的运动轨迹。

原子的构成

虽然原子看上去种类繁多，但是大多数原子有着同样的规律，那就是它们所含有的质子数目和电子数目是相等的。有时候，甚至中子的数目也是一样的。质子带正电，电子带同等的负电。正电和负电相互吸引，所以原子可以保持为一个整体。

电子围绕着原子核高速旋转，人们把电子运行的轨道称为电子层。每个电子层能容纳的电子数目是有限的，当一层电子层装满之后，就会自动形成另一个新的电子层。以氧原子为例，氧原子中含8个电子，2个电子把最内层充满，剩下的6个电子则在第二层电子层运转。第二层电子层最多可容纳8个电子，因此第二层剩下了2个空位。

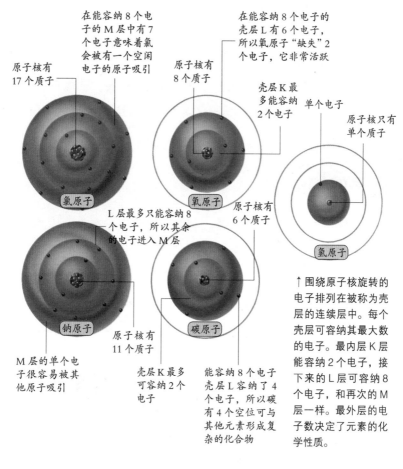

在能容纳 8 个电子的 M 层中有 7 个电子意味着氯会被有一个空闲电子的原子吸引

在能容纳 8 个电子的壳层 L 有 6 个电子，所以氧原子"缺失"2 个电子，它非常活跃

原子核有 17 个质子

原子核有 8 个质子

壳层 K 最多能容纳 2 个电子

单个电子

原子核只有单个质子

氯原子

氧原子

氢原子

L 层最多只能容纳 8 个电子，所以其余的电子进入 M 层

原子核有 6 个质子

钠原子

碳原子

原子核有 11 个质子

M 层的单个电子很容易被其他原子吸引

壳层 K 最多可容纳 2 个电子

能容纳 8 个电子壳层 L 容纳了 4 个电子，所以碳有 4 个空位可与其他元素形成复杂的化合物

↑围绕原子核旋转的电子排列在被称为壳层的连续层中。每个壳层可容纳其最大数的电子。最内层 K 层能容纳 2 个电子，接下来的 L 层可容纳 8 个电子，和再次的 M 层一样。最外层的电子数决定了元素的化学性质。

如果一个原子有 10 个以上的电子，那么它的第二层填满以后，就会形成第三层电子层，依次类推。

如果一个原子的电子正好排满了最外层，那么这个原子就处于稳定状态。但是这种情况非常少见，大部分原子最外层的电子都不是饱和的，它们都是处于趋向稳定的状态。

分子是如何组成的

原子为了达到最外层轨道电子的饱和，原子之间通过形成化学键来连接彼此，从而形成了不同结构的原子团，也就是分子。

化学键是两个原子之间，通过用共同的电子形成的连接。以氧原子为例，它的最外层电子处于不饱和状态，缺少两个电子。于是两个氧原子相互给对方提供两个电子共用，那么它们的最外层就都达到了饱和。这两个共用电子的氧原子，就形成了氧分子（O_2）。

但是，事实上，不同的原子之间，很容易产生相互作用。还是以氧原子为例，氧原子最外层需要 2 个电子，氢原子最外层有 1 个电子。于是 1 个氧原子和 2 个氢原子相互作用，氧原子和每个氢原子都共用两个电子，就形成了稳定结构，这个结构就是水分子（H_2O）。

原子之间的共用电子对并不是位于两个原子正中间，而是离较大的原子近一些，还是以水分子为例，氧原子核

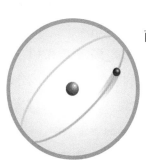

←简单的氢原子
氢原子是最轻的原子。它的原子核中只有 1 个质子，也只有 1 个电子围绕核旋转。

→分子
原子经常成组结合在一起形成名为分子的结合物。例如二氧化碳分子包含连接在一起的 1 个碳原子与 2 个氧原子。二氧化碳化学分子式为 CO_2。当碳只与一个氧原子结合时，它形成一氧化碳，分子式为 CO。

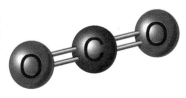

5

较大，它对共用电子的吸引力就大些。由于电子是带负电的，所以最终导致氧原子离电子较近而呈负电，氢原子则呈正电。

同样由于正负电荷相互吸引，一个水分子中的氧原子就会与另一个水分子中的氢原子互相吸引，使得水分子和水分子互相结合。尽管形成的这种化学键比较弱，但它们使所有的水分子集合到一起就形成了液态的水。对于细胞来说，水是发生一切化学反应的场所。因此，没有水，就没有生命。

离子和溶液

在自然界，化合物都是以分子的形态存在的，很少以原子的形态存在。原子之间通过共用电子的化学键，形成分子。除了这种形式，还有其他方法也可以形成化学键。

以氯化钠为例，钠原子外层轨道只有 1 个电子，氯原子最外层有 7 个电子。如果氯原子取得了钠原子最外层的电子，那么氯原子和钠原子都达到了稳定状态。这时候，钠原子由于失去了一个带负电的电子，因此变成了带正电的钠离子；而获取了一个电子的氯原子，则变成了带负电的氯离子。Na^+ 和 Cl^- 互相结合形成了氯化钠，也就是我们日常见到的食盐的主要成分。

分子并不是一动不动的，当把它们放到一定环境里，它们就会发生运动。还是以氯化钠为例，把氯化钠溶于水中，钠离子和氯离子处于动态平衡的状态，它们被水分子包围。由于水分子略有极性，带负电的一极将 Na^+ 包围并隔离开，带正电的一极将 Cl^- 包围并隔离开，这样就形成了盐溶液。

水可以溶解盐类分子的能力对人体的正常运转十分重要。比如，Na^+ 在人体活动中起着关键作用。有些由共用电子形成

↓当原子通过共价键结合在一起，它们共享成对电子。

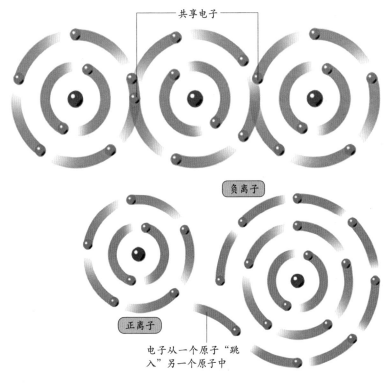

共享电子

负离子

正离子

电子从一个原子"跳入"另一个原子中

↑离子键涉及最外层一个或多个电子的运动。

的分子也可以溶解，但这种情况只发生在分子中一部分带正电而另一部分带负电的时候，这种分子叫作极性分子。有一种极性分子——葡萄糖，也就是人体能量的主要提供者，它可以通过与水分子相连接形成葡萄糖溶液而发挥作用。

溶解在水中的离子和分子做无规则运动，它们自发地从高浓度区域扩散到低浓度区域，最终达到平衡，这个过程叫扩散。这种运动同样发生在气体中，气体分子的移动更快。这就是为什么人们会闻到房间里其他地方散发出的气味。

碳骨架

　　人类和地球上其他生物，都是由碳原子构成的分子组成的。碳原子最外层只有 4 个电子，它们极易成链或成环，因此作为分子骨架十分方便。它可以很轻易地与其他可形成共用电子对的原子相连，比如氢原子、氧原子、氮原子、磷原子。它们形成的分子十分稳定，可以参与无数化学反应。这些具有碳骨架的分子在人体内发挥着不可替代的作用，其中最重要的有碳水化合物、蛋白质和脂类。

　　许多脂类的分子，都是由脂肪酸构成的。脂肪酸分子是几乎全部由碳原子和氢原子彼此共用电子而形成的长链。脂肪酸不带电，所以它们没有极性，也不溶于水。

　　脂类中的磷脂是构成细胞膜的主要成分，两个脂肪酸链连接在第三个甘油分子上，然后再连接在含磷的第四个分子上。最后一个分子是有极性的——一部分带正电，一部分带负电。含磷的末端带电而脂肪酸末端不带电，这样更有利于磷脂发挥作用。

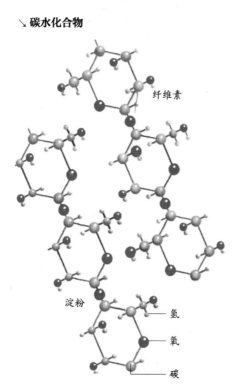

碳水化合物

纤维素

淀粉

氢

氧

碳

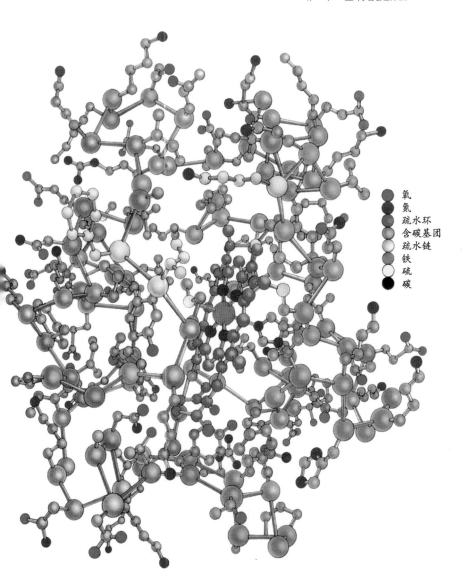

氧
氮
疏水环
含碳基团
疏水链
铁
硫
碳

↑ 细胞色素 c 是一种蛋白质（省略了三条氨基酸侧链），在呼吸作用时运送电子。中央的血红素基团的铁原子从一个分子获得电子，并将之传递给另一个分子。它的活性由其分子环境加强。所有蛋白质都由氨基酸组成。亲水的氨基酸侧链在分子外侧，与细胞的水溶液接触。疏水链存于内部——尤其是血红素基团周围。

细胞的构成

　　磷脂是构成细胞膜的重要成分，它的主要特征是具有一个极性头和两个非极性尾，它们的极性头部与水相接，非极性尾部则与水相斥。当这些磷脂分子都处于水环境时，它们将自动排列，使头部方向统一并接触水分子，尾部朝另一个方向。但当它们与水完全分离时，尾部会自动地相连，形成复杂的无水双层。这种特殊的构造不仅构成了细胞膜，还构成了许多细胞内部的细胞器膜。

　　磷脂之间充满了无数的蛋白质。这些蛋白质有的提供穿膜通道，控制物质在细胞中的进出；有的充当信使在不同细胞间

细胞是构成人体的基本成分。

线粒体像个"发电站"，把血液供应的化学燃料葡萄糖转化成一个个"能源包"——化学物质ATP

内质网，主要的化学工厂，根据来自细胞核的指令生产蛋白质

细胞核，细胞控制中心，在任何需要新化学物质的时候，通过化学物质信使RNA发出指示

核糖体，独立的化学流水线，将基本化学物质氨基酸合成蛋白质

高尔基体，快递中心，把化学物质打包进微型的膜内，并将之输送到需要它的地方

溶酶体，细胞的垃圾箱，分解任何不需要的物质

↓膜

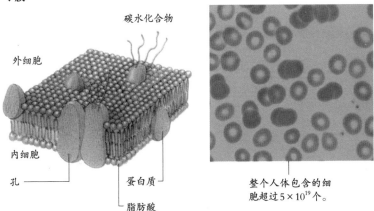

碳水化合物

外细胞

内细胞

孔

蛋白质

脂肪酸

整个人体包含的细胞超过 5×10^{19} 个。

传递信息；还有一些起标记作用，可以对保卫细胞进行识别，确保自身是体内物质而不是外来入侵者。

细胞的骨架

每个细胞都是一个独立的个体，细胞就像树叶一样，需要树干的支撑才能保持一定的形状和功能。虽然细胞种类繁多，但它们的框架，也就是细胞骨架，主要是由3类蛋白纤维构成的。

第一类是微管纤维，它是直径最大的部分。虽然质地坚硬但可以弯曲。微管从细胞核附近开始延伸，给细胞膜向外的推力，从而形成细胞膜的形状。

第二类是肌动蛋白丝，它是直径最小的结构。主要集中在膜骨架下面并起加固作用。肌动蛋白丝在细胞内部十字交叉，将膜拉向细胞中心，与微管向外的推力相抵。

第三类是中间纤维，它是细胞骨架的第三种成分。它们穿梭在细胞中，使每个成员各就各位，并连接肌动蛋白丝与微管，

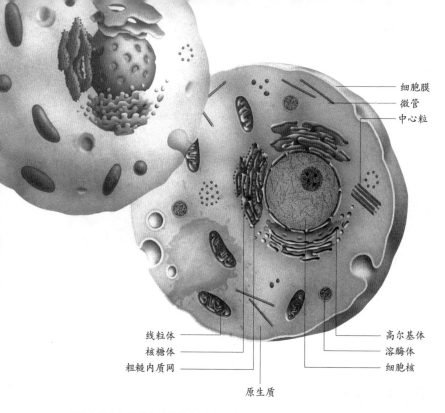

细胞膜
微管
中心粒

线粒体
核糖体
粗糙内质网

高尔基体
溶酶体
细胞核

原生质

↑这个动物细胞的细胞核控制该细胞的活动；线粒体是利用呼吸作用释放能量的场所；核糖体是蛋白质合成的场所；高尔基体和内质网是细胞质中多种物质的制造场所，这些物质在膜包裹的囊泡中运输。细胞控制着哪些物质能进出它们。溶酶体分解受损的细胞器。中心粒组织微管纺锤体，帮助控制细胞核的有丝分裂和减数分裂过程。细胞的形状部分取决于相邻细胞的压力。

还连接了细胞膜和细胞核。

细胞骨架的作用不仅是支撑细胞，它还要在力发生改变时重新排列。为了实现这个功能，细胞骨架的各种成分都由容易聚集或分解的不同蛋白质亚基构成。

两个蛋白质亚基链像一对珍珠链那样缠绕，形成肌动蛋白丝。蛋白质亚基粘成一排从而形成微管。这些微管并排排列但微微交错，形成了螺旋墙。

缠绕的蛋白质短链端端相连形成了互相盘旋的蛋白质长链，这就是中间纤维。

氨基酸

蛋白质是生命的基础，同时也是功能最广泛的分子。

构成蛋白质的是 20 种氨基酸，它们随意排列组合，构成了不同功能的蛋白质。这些氨基酸都包括一个相同的"核"，每个氨基酸都有一个特殊的延长侧链。

氨基酸通过形成化学键连接在一起，不同结合方式形成特定的蛋白质。它们排列组合最终形成的结构取决于氨基酸的数目和排列顺序，只要出现任何一点偏差，都会导致蛋白质的功能缺陷。

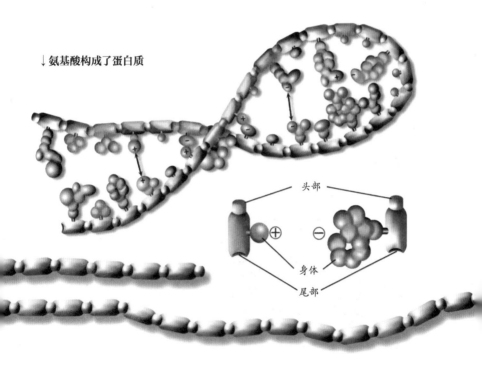

↓氨基酸构成了蛋白质

头部

身体

尾部

DNA

人是由细胞组成的，但是细胞是如何进行排列结合，形成了人的不同器官，实现人体各个部分不同的功能呢？其实，细胞的排列遵循一系列储存在细胞核中的指令。

细胞核中储存着一些长链分子，它们可以形成脱氧核糖核酸，也就是DNA。在人体细胞中，有46条独立的DNA链里储存了大概25000条特定的指令，每一条指令都是一个基因，每一个基因都可指导形成一种蛋白质。

核苷酸是构建DNA的基础，每个核苷酸都由3部分组成：糖分子、磷酸分子和碱基。相邻的核苷酸通过糖分子和磷酸分子连接在一起，形成碱基部分的支架。碱基有4种：腺嘌呤（A）、鸟嘌呤（G）、胞嘧啶（C）、胸腺嘧啶（T），它们通过不同的排列顺序形成不同的蛋白质。

一条单链DNA分子并没有自己的功能，它很容易像蛋白质一样乱成一团。为了使它表达的指令清晰明

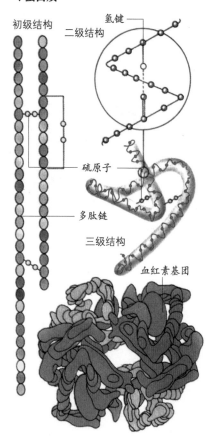

↓蛋白质

初级结构

氢键

二级结构

硫原子

多肽链

三级结构

血红素基团

四级结构

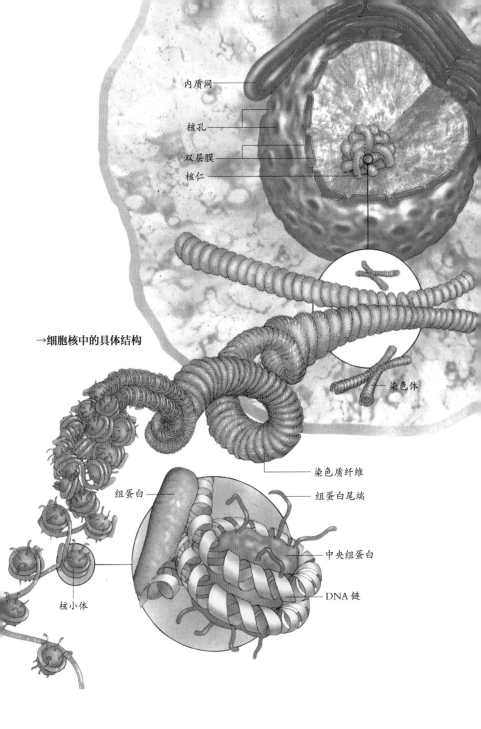

内质网

核孔

双层膜

核仁

→细胞核中的具体结构

染色体

染色质纤维

组蛋白

组蛋白尾端

中央组蛋白

DNA 链

核小体

15

↓碱基对

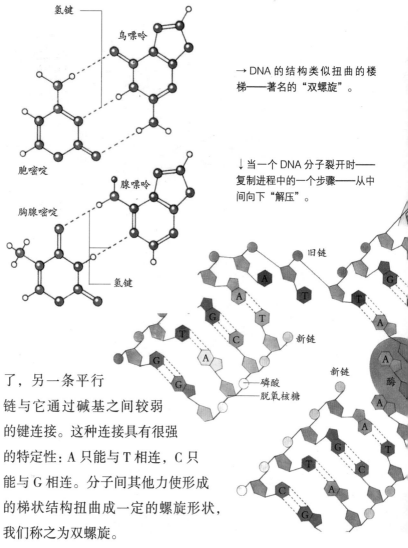

氢键

鸟嘌呤

胞嘧啶

腺嘌呤

胸腺嘧啶

氢键

→ DNA 的结构类似扭曲的楼梯——著名的"双螺旋"。

↓当一个 DNA 分子裂开时——复制进程中的一个步骤——从中间向下"解压"。

旧链

新链

新链

酶

磷酸

脱氧核糖

了，另一条平行链与它通过碱基之间较弱的键连接。这种连接具有很强的特定性：A 只能与 T 相连，C 只能与 G 相连。分子间其他力使形成的梯状结构扭曲成一定的螺旋形状，我们称之为双螺旋。

人的每个细胞核里都有总长约 1.8 米的 DNA，46 条 DNA 链都被蛋白质包围。除了可以更有效地包裹 DNA，这些蛋白质还控制着细胞中基因的"开关"。

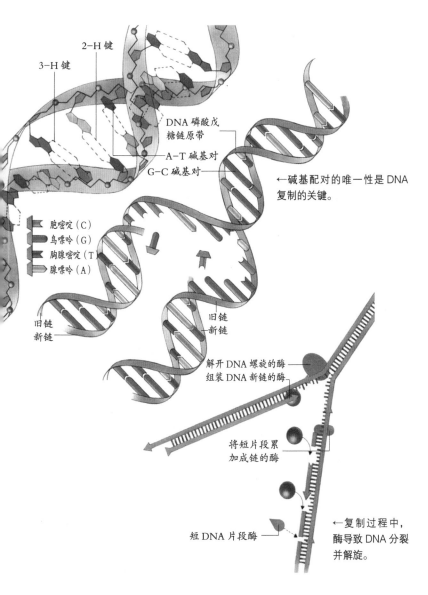

3-H 键

2-H 键

DNA 磷酸戊
糖链原带

A-T 碱基对

G-C 碱基对

←碱基配对的唯一性是 DNA
复制的关键。

胞嘧啶（C）

鸟嘌呤（G）

胸腺嘧啶（T）

腺嘌呤（A）

旧链
新链

旧链
新链

解开 DNA 螺旋的酶

组装 DNA 新链的酶

将短片段累
加成链的酶

短 DNA 片段酶

←复制过程中，
酶导致 DNA 分裂
并解旋。

　　DNA 影响着细胞的正常功能，所以它的指令永远都不能从细胞核中消失。当然，由于细胞核表面的孔不够大，这些大分子无法通过细胞核表面，进入细胞质。

而执行这些指令，则要通过有复制功能的核糖核酸来完成，也就是 RNA。当含有相关基因的 DNA 片段发生解旋、双链分离、露出碱基时，复制就开始了。

其中一条 DNA 链做模板，自由的核糖核酸与对应的碱基相连。同时，这些核糖核酸通过糖和磷酸基团连接起来。复制得到了短小的 RNA 单链，它们可以通过细胞核表面的孔，进入细胞质中。

基因链很长，但是并不全是带有指令的，它的有意义的片段和众多无意义的片段混在一起。所以，当它被复制以后，RNA 也是如此。RNA 在离开细胞核进入细胞质之前，需要被编辑一下。一些特定的酶将那些不需要的片段剪切掉，再把需要的片段拼接在一起。由此

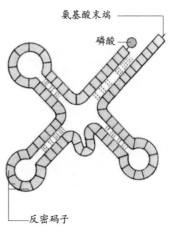

↓**转运 RNA**

氨基酸末端

磷酸

反密码子

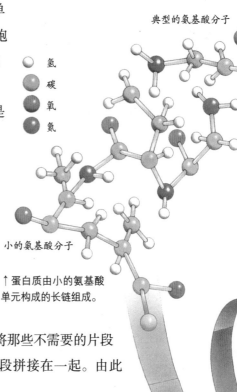

典型的氨基酸分子

○ 氢
碳
氧
氮

小的氨基酸分子

↑蛋白质由小的氨基酸单元构成的长链组成。

产生的 RNA，我们称为信使 RNA（mRNA）。

蛋白质的生产

进入细胞质之后，mRNA 会被翻译成一个特定蛋白质的氨基酸片段。mRNA 进入蛋白质的"生产机器"——核糖体之后，开始翻译它要传达的信息。

这个翻译是用碱基表达出来的。翻译的时候，一次需要"读出"3 个碱基，因为每 3 个碱基都代表一种特定的氨基酸。当 3 个碱基刚刚形成一个氨基酸，立刻有另一种 RNA ——转运 RNA（tRNA）把 mRNA 表达出来的氨基酸送入核糖体。所以，tRNA 上的 3 个碱基与 mRNA 上的 3 个碱基是互补的。

紧接着，核糖体暴露出接下来的 3 个碱基"喂"给 mRNA。

↓多肽的折叠或扭曲构成了蛋白质的次级结构。

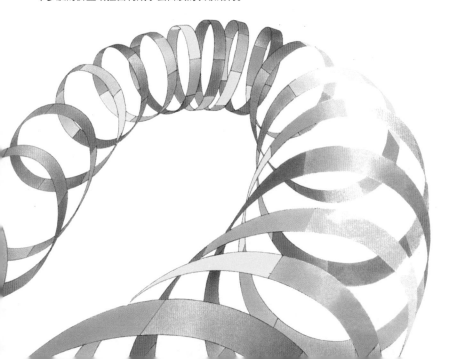

　　一个新的氨基酸进来——它互补的 tRNA 编码与这 3 个新的碱基相匹配——与第一个氨基酸连接。

　　这个过程不断地重复进行，并渐渐推动着它们形成新的蛋白质链——它具有精确的氨基酸序列——进入细胞质，在这里被折叠成独特的结构。通常一个单 mRNA 链同时穿过一系列核糖体，这样可更高效地产生蛋白质。

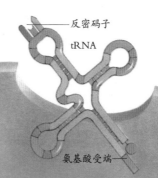

——反密码子

tRNA

氨基酸受端——

↑蛋白质合成中，转运 RNA 将一个特定氨基酸带往核糖体。

→一个蛋白质或多肽被合成之前，DNA 解旋以暴露出编码它的基因。

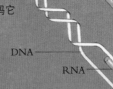

DNA——

RNA——

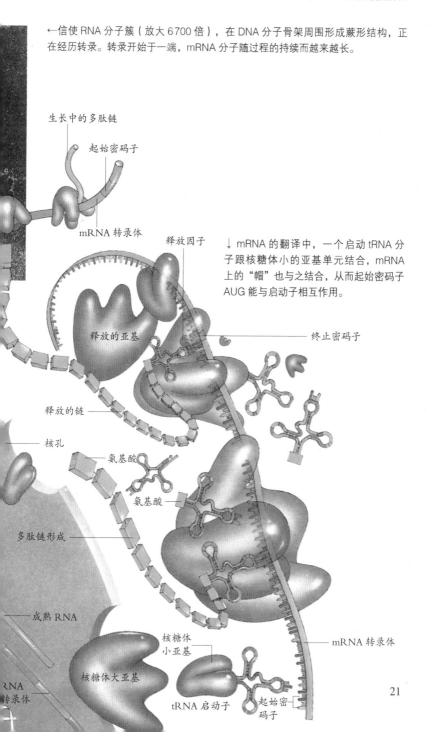

←信使 RNA 分子簇（放大 6700 倍），在 DNA 分子骨架周围形成蕨形结构，正在经历转录。转录开始于一端，mRNA 分子随过程的持续而越来越长。

生长中的多肽链

起始密码子

mRNA 转录体

释放因子

↓ mRNA 的翻译中，一个启动 tRNA 分子跟核糖体小的亚基单元结合，mRNA 上的"帽"也与之结合，从而起始密码子 AUG 能与启动子相互作用。

释放的亚基

终止密码子

释放的链

核孔

氨基酸

氨基酸

多肽链形成

成熟 RNA

核糖体小亚基

mRNA 转录体

核糖体大亚基

tRNA 启动子

起始密码子

21

蛋白质的包装和运输

蛋白质被生产出来以后，还需要被带到特定的地方，才能发挥它们的作用。

大部分蛋白质在核糖体中被生产出来，还聚集在那里。这些核糖体附着在蛋白质的合成车间——粗面内质网（RER）上。当蛋白质都被折叠成有效结构后，它们被包裹在膜泡里。膜泡满载之后，就会脱离粗面内质网，把蛋白质送到细胞的运输部门——高尔基体。

在高尔基体内，这些蛋白质经过修饰、标示、分类之后，重新被膜泡包裹，然后由细胞骨架中的微管拉向细胞膜，在那里膜泡融化并释放出内容物。

一些离开高尔基体的囊泡充满了强效的消化酶，这种囊泡就是溶酶体。它们和其他含有细胞残留部分的囊泡相融合。随着残留部分被消化，降解产物进入细胞质以再利用。

细胞中，每时每刻都在发生着数百万的化学反应，这些反应的总称就是新陈代谢。

新陈代谢的过程需要能量，这些能量通常由葡萄糖

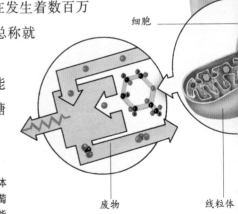

细胞

废物

线粒体

↗ **线粒体**
所有的细胞中都含有线粒体。线粒体是一系列化学反应发生的场所，葡萄糖在这里被分解，从而为细胞提供能量。能量以化合物 ATP 的形式储存。

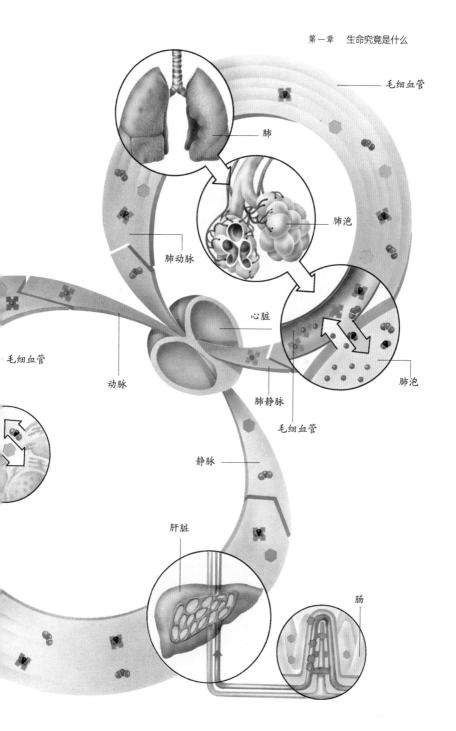

毛细血管

肺

肺泡

肺动脉

心脏

毛细血管

动脉

肺静脉

毛细血管

静脉

肝脏

肠

肺泡

提供。另外，脂肪酸也是一种重要的能量来源，它主要在肌肉和其他组织中发挥作用。

线粒体

葡萄糖分子携带的能量并不会全部释放在细胞质中，只有10%释放出来，剩下的90%则被细胞存在自身的"能量工厂"——线粒体中。从一定程度上讲，这些特殊的结构是独立于细胞核的控制的，它们由自己的DNA控制合成。这样就保证了当细胞的能量需求增加时，线粒体可以迅速分裂，使可被利用的能量总量迅速翻倍。

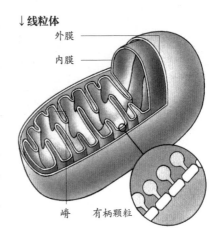

↓线粒体
外膜
内膜
嵴　　有柄颗粒

线粒体有两层膜——光滑的外膜和折叠的内膜。内膜上的酶经过一系列反应将丙酮酸降解成人们呼出的二氧化碳，同时还产出带有能量的氢。

然后嵌在内膜上的装置将氢原子分解成质子（H^+）和富含能量的电子。电子渐渐释放出能量，这样质子才能被泵入基质中。随着这些质子流回内部，内膜的两面都获得了平衡，这一系列活动产生了细胞需要的足够能量。

在这个过程结束的时候，人体不断吸入的氧原子与那些能量耗尽的电子和氢原子结合，形成大量无毒的水分。

DNA 的意义

每个人都是从一个细胞开始，经过不断的分裂，最终形成了一个完整的个体。如果没有细胞分裂，我们都只能保持原状。母细胞分裂成两个相同的子细胞，子细胞中的一个或者两个再作为母细胞继续进行分裂，这个过程重复上百万次之后，人就获得了足够的细胞。

细胞分裂不只产生了供人体生长需要的新细胞，还产生了可以补充那些由于各种原因缺损的细胞。

母细胞在分裂前必须十分精确地复制出自己的 DNA，这样确保每个子细胞中各有一份。只有当细胞都按照正确的指令工作时，它们才能构建出一个完整的人体。

当一种主要由酶组成的分子装配到 DNA 分子的一端时，复制开始。一小段 DNA 双链被打开，上面的碱基都暴露出来。

↓DNA内含有一些重要的信息，可以使蛋白质中正确的氨基酸放置在相应的位置上。

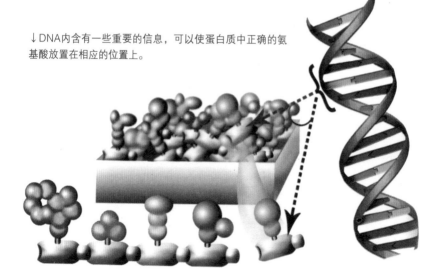

那些游离的脱氧核苷酸就按照这些被打开的碱基的排列顺序去进行互补配对，最后精准地连接到链上。随着这个过程不断推进，每条结合了新同伴的 DNA 链缠绕形成一个双螺旋，一对相同的 DNA 分子就产生了。

每条链被不同的蛋白质包装之后，它们会继续缠绕，形成一种更紧密的结构，这种结构就叫作染色单体，两条链相连形成染色体。

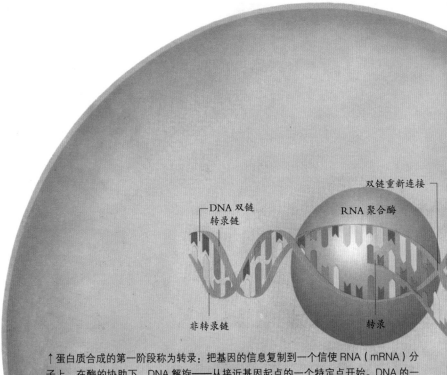

双链重新连接

DNA 双链
转录链

RNA 聚合酶

非转录链

转录

↑蛋白质合成的第一阶段称为转录：把基因的信息复制到一个信使 RNA（mRNA）分子上。在酶的协助下，DNA 解旋——从接近基因起点的一个特定点开始。DNA 的一条链被用作合成 mRNA 的模板。激活的核糖核苷酸碱基与 DNA 链上对应的碱基配对，与 DNA 不同的是，mRNA 上的尿嘧啶碱基（取代胸腺嘧啶）跟腺嘌呤配对。这些碱基随后通过 RNA 聚合酶连接起来，形成 mRNA 的一条单链。

细胞分裂

DNA 分子并不固定，它们很容易被破坏。它们需要经历一个复杂的过程，才能将细胞一分为二，并确保每个子细胞里都有一份完整、相同的全套 DNA。

在细胞分裂之前，首先要形成新的蛋白质，线粒体和其他部件也要完成复制，DNA 也要完成复制，并储备足够的 ATP。这些准备工作都发生在细胞分裂间期。分裂间期结束后，细胞就正式进入了分裂期。分裂期分 4 个阶段，这些阶段之间没有

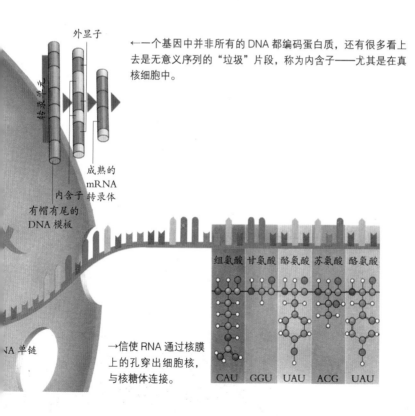

外显子

转录单元

成熟的
mRNA
转录体

内含子

有帽有尾的
DNA 模板

DNA 单链

←一个基因中并非所有的 DNA 都编码蛋白质，还有很多看上去是无意义序列的"垃圾"片段，称为内含子——尤其是在真核细胞中。

→信使 RNA 通过核膜上的孔穿出细胞核，与核糖体连接。

组氨酸　甘氨酸　酪氨酸　苏氨酸　酪氨酸

CAU　GGU　UAU　ACG　UAU

亲爱的小孩，从这里探索人体

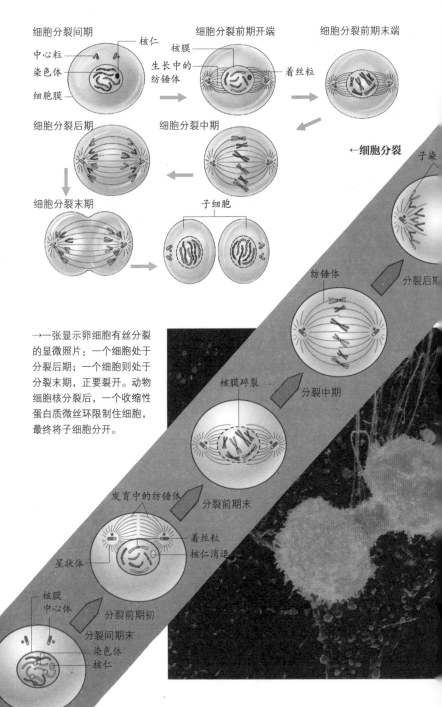

细胞分裂间期
- 中心粒
- 核仁
- 染色体
- 细胞膜

细胞分裂前期开端
- 核膜
- 生长中的纺锤体
- 着丝粒

细胞分裂前期末端

细胞分裂后期

细胞分裂中期

←细胞分裂

细胞分裂末期

子细胞

子染

纺锤体

分裂后其

→一张显示卵细胞有丝分裂的显微照片：一个细胞处于分裂后期；一个细胞则处于分裂末期，正要裂开。动物细胞核分裂后，一个收缩性蛋白质微丝环限制住细胞，最终将子细胞分开。

核膜碎裂

分裂中期

发育中的纺锤体

分裂前期末

星状体

着丝粒

核仁消退

核膜
中心体

分裂前期初

分裂间期末

染色体
核仁

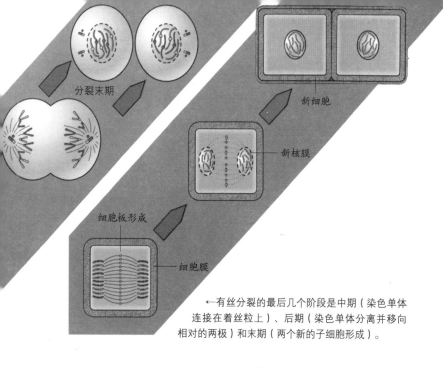

分裂末期

新细胞

新核膜

细胞板形成

细胞膜

←有丝分裂的最后几个阶段是中期（染色单体连接在着丝粒上）、后期（染色单体分离并移向相对的两极）和末期（两个新的子细胞形成）。

←动物细胞的有丝分裂有数个阶段,它开始于分裂间期——常被错误地称为"休息期"。分裂间期包括细胞生长、体积增加、细胞器及其他新细胞组分的合成。核仁指导核糖体亚单位的合成。分裂间期末,每个染色体的DNA及组蛋白都开始复制。下一个阶段——分裂前期中,染色体通过更致密的螺旋而变短（缩聚）,为初始长度的4%。它们在显微时被预染色,但未被染色。中心体移向细胞两极,短的微管从其中辐射出来,形成星状体。核仁所连接的染色单体缩聚,从而致使核仁体积减小。分裂前期末,核膜碎裂成小囊泡,纺锤体形成。

显著的间隔。在有丝分裂早期,DNA浓缩为不易被破坏的染色体,以便分裂和重新分配。

染色体完全被复制和分裂之后,细胞经过有丝分裂,最终分成了两个子细胞。旧的细胞分裂过程刚刚结束,新一轮的细胞分裂间期已经开始了。

1. 前期

细胞分裂一开始,每一对被复制的DNA都浓缩变短,形成交联的染色单体,两个染色单体构成一个染色体。细胞正常的细胞骨架被拆除，而被纺锤体取代。纺锤体可以决定分裂的方向。

随着核膜的解体，发出纺锤体微管的两端继续运动，最终在细胞的两端形成"极"。从两极发出的微管在细胞中央相遇且将对应部分重叠，接下来每条染色单体都被拉向两极。

2. 中期

在纺锤丝的牵引下，46 条染色体聚集在赤道板（即两极的中点形成的平面）。

3. 后期

突然，染色体的每条染色单体分离。每条染色单体都成为一条染色体，重叠的微管将两极越推越远，而染色体渐渐向相反的两极运动。

4. 末期

当染色体分别到达细胞的两极之后，便从纺锤体上脱落，并被包裹起来。纺锤体逐渐分解消失，只在赤道板上剩下由肌动蛋白和肌球蛋白组成的环状"动力"蛋白。肌动蛋白和肌球蛋白同样可以引起肌细胞收缩。

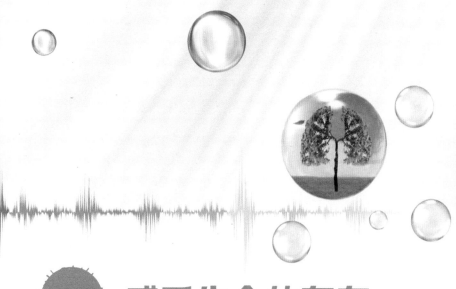

第二章 感受生命的存在

——呼吸与心跳

　　人体每时每刻都在呼吸，呼吸不像吃饭喝水，是人体自发进行的活动。人体的细胞需要利用氧气从食物中获取能量，以保持自身和整体的活力。

　　人体利用氧气的过程分两步。第一步，通过呼吸让氧气进入肺中，再呼出；第二步，将吸入肺里的氧气供给心脏和血液，然后将产生的二氧化碳呼出去。

　　呼吸是人自发进行的活动，以至于很容易被人忽略。但是一旦某个环节出了问题，人的生命就会有危险。

呼吸的第一关

地球上很多生物都在消耗氧气，排出二氧化碳，人类也是如此。当然，有的生物消耗氧气，就有生物产生氧气。比如各种植物就会通过光合作用，产生大量的氧气。在白天，这些植物吸收二氧化碳，利用阳光中的能量，发生光合作用，产出氧气。

人体的活动离不开氧气，细胞通过呼吸系统和循环系统，将氧气运输到人体所需的各个地方。呼吸系统将氧气吸入肺并将废气二氧化碳呼出。循环系统将肺中新鲜的氧气运送到每个细胞中并带走产生的废物。

空气中除了气体，还有大量的杂质，比如灰尘、花粉、细菌和各种微生物。而人体需要的空气是干净而温暖的，因此，在空气进入人体之前，必须先经过一个净化系统。鼻子就是净

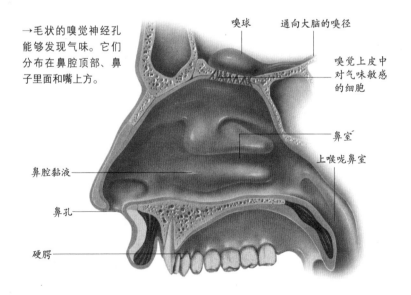

→毛状的嗅觉神经孔能够发现气味。它们分布在鼻腔顶部、鼻子里面和嘴上方。

嗅球　　通向大脑的嗅径

嗅觉上皮中对气味敏感的细胞

鼻室

上喉咙鼻室

鼻腔黏液

鼻孔

硬腭

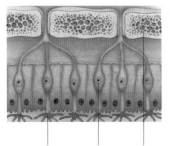

←嗅觉细胞有微绒毛，正面朝下一直到鼻腔。如果微粒找到了适合的登岸点（微型纤发的感受器官），这时就像钥匙插入锁一样，神经信号会快速沿着嗅觉神经传入大脑。

| 微绒毛 | 嗅细胞 | 骨状物 |

化空气的第一关。

鼻腔里有鼻毛和可以分泌黏液的鼻腔膜。当空气进入鼻腔的时候，比较大的杂质颗粒被鼻毛过滤掉了。空气在鼻腔里流动时，被很多弯曲的突出物打断，剩下的微粒都被鼻腔里的黏液吸住。那些像毛发一样细小的突出物叫作纤毛，它们从一边摇摆向另一边，将"脏"黏液向后清除。气流通过鼻腔进入咽，再到喉部，然后通向胃部消化的地方。

空气在净化过程中，同时被血管释放的热量加热，而潮湿的鼻内层挥发出的水蒸气则将其湿润。

就这样，经过鼻腔的空气，变成了温暖湿润的空气，开始进入肺部，为人体提供氧气。

气管与食道

咽部不仅是食物进入体内的通路，也是气体进入体内的必经之路。被鼻腔净化过的新鲜空气通过咽部、喉部和气管到达肺部；而口腔中的食物则经过咽部和食道到达胃部。

那么，咽部是如何运输气体和食物的呢？当人吞咽食物或喝水时，咽部的片状会厌软骨暂时遮在喉部，隔断呼吸。这样食物就能顺利进入胃部，而不是进入气管。

气管里的"C"形软骨环起加固作用，可以防止气管在我们吸气时瘪掉。软骨支撑在气管的后面，当食物通过食道时，食道暂时压迫气管。

空气进入气管以后，还会继续净化，鼻腔里的黏液和纤毛能够阻挡那些不需要的物体。然后，那些充满灰尘和细菌的黏液会上排到咽部，然后很快进入胃中被消灭。

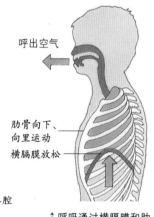

吸进空气

肋骨向上、向外运动

横膈膜放平

呼出空气

肋骨向下、向里运动

横膈膜放松

呼吸

气管位于胸腔的内部和心脏的上部，呈 Y 字形分开，形成左、右两条支气管，这是进出肺的通道。肺和心脏"坐"在横膈膜上。横膈膜是一片穹隆形的肌肉，将胸腔与下面的腹腔

↑呼吸通过横膈膜和肋骨肌肉的收缩来供给动力。呼吸时，这些肌肉就必须放松。

鼻腔

咽

会厌软骨在吞咽食物时，关闭气道

声带

通向肺部的气管

通向胃部的食管

↗呼吸通过横膈膜和肋骨肌肉的收缩来供给动力。呼吸时，这些肌肉就必须放松。

分隔开。肋骨和脊柱后面的胸骨相连，肋间有肌肉相连，构成笼子一样的结构，将这3个器官保护起来。肺分为左、右两部分，每一部分外面都有一层胸膜。胸膜内层连着肺表面，外层连着胸腔和横膈膜。两层之间的空间都是润滑液，这使得它们可以贴紧滑动而不被拉开。

肺依靠横膈膜和肋间肌的拉动来扩大空间，从而吸入空气。当横膈膜收缩时，肺被向下拉，而肋间肌收缩则会引起肋骨和肺向上向外移动。随着肺内的空间增大，肺内的气压降低到低于体外气压。这时候，由于气压的差异，外界的空气通过鼻子进入肺中，从而带入了新鲜的氧气。

肺部的活动

肺部里面的每条支气管都不断地形成分支，分支再继续发生更细的分支，最后形成比头发还细的细支气管。

细支气管的末端是膨大的肺泡，它们就像充满空气的小"气球"，构成了肺的大部分，让肺像海绵一样蓬松柔软。这些肺泡和气管都嵌在弹性

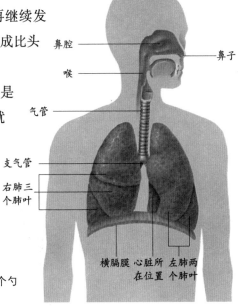

鼻腔

鼻子

喉

气管

支气管

右肺三个肺叶

横膈膜　心脏所　左肺两
　　　　在位置　个肺叶

→右肺要大于左肺，左肺有个勺状的空间用来盛放心脏。

结缔组织中，这样便于呼吸时肺的扩张和收缩。血管在两肺中交织成错综复杂的网，使肺呈粉红色。

肺泡是进行气体交换的主要部位，周围包围着毛细血管网，血液将二氧化碳倾倒出去并摄入氧气。尽管它们很小，但

↓肺柔软而充满弹性，包含数以万计的微小气管。右肺有三个肺叶，左肺有两个肺叶。

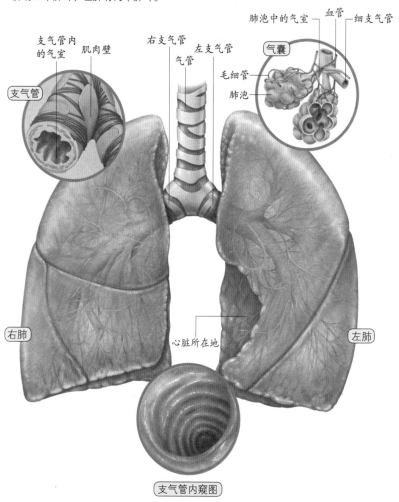

支气管内窥图

这些单薄的相互连接的气袋占据了肺内的大部分空间。

肺部的表面积非常大，如果全部展开，大概有 9 米高、7 米多宽。就是这些肺泡，维持了人体的氧气和血液供给。

氧气和二氧化碳的交换速度很快。每个充气的肺泡和邻近的充血的毛细血管都被一层很薄的膜隔开。这层膜由肺泡壁、血管壁和它们之间脆弱的基底膜构成。

气体交换的过程不消耗能量，因为它依靠扩散来完成——分子从高浓度向低浓度区域自发运动。氧气进入血管后，被红细胞摄取和迅速带走。

人体持续地呼吸可以使肺泡中保持高浓度的氧气，而血液稳定地输送氧气则保证了毛细血管中氧气的低浓度。

肺泡壁中的特殊细胞可以使肺泡的水样内层分泌表面活性剂，这些表面活性剂能防止水分子粘连在一起，否则会导致呼吸时肺泡崩塌产生致命后果。

红细胞与氧气

红细胞的生命虽然很短暂，但是非常有意义。红细胞在骨髓中产生，每秒钟可以产生约 200 万个红细胞。红细胞在发育过程中，产生尽可能携带的血红蛋白，甚

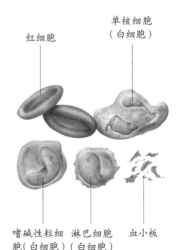

红细胞

单核细胞
（白细胞）

嗜碱性粒细胞（白细胞）　淋巴细胞（白细胞）　血小板

→血细胞由红细胞、白细胞和血小板组成，所有这些都由液体血浆进行运送。红细胞不能改变形状，但各种白细胞可以，这使得它们能够攻击侵入人体的病菌。

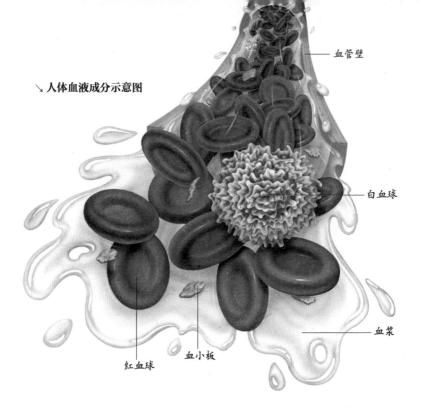

人体血液成分示意图

血管壁

白血球

血浆

红血球

血小板

至将细胞核逐出细胞外。等到红细胞进入循环系统后，则会尽快摄取和释放氧气。

每个红细胞在人体内旅行一遍大概要 120 天，它会多次经过脾，并且最终永远留在那里。血红蛋白分子被分解后，它包含的铁和氨基酸被重新利用，剩下的部分则转变为胆色素，并通过血液运输到肝以被消除。

血红蛋白是红细胞的主要成分，每个红细胞中有 2.5 亿个血红蛋白分子。它由 4 个亚基组成，负责携带氧气，其中每部分都包括一个血红素基和珠蛋白。血红素吸收一定波长的光而反射其他光，使得血红蛋白呈现红色。

血红素被珠蛋白分子包裹住，形成一个亚基，然后它们再与另外 3 个相同的亚基连接，形成一个血红蛋白。通过这 4 个血红素基，每个血红蛋白可以携带 4 个氧分子。我们体内有着数以万亿计的红细胞，所以人体携带氧气的数量是十分惊人的。

血液的组成与作用

血液虽然是液体，但是它属于结缔组织。血液负责给细胞运输基本物质并带走它们产生的废物，同时在体内传播热量，保持人体体温恒定在 37℃左右。除此之外，血液还有修复功能，它是很多细菌的克星。血液由血浆和血细胞组成，血浆是一种半透明的、枯黄色的液体，它负责运输溶解在里面的物质，比如激素、废物和各种离子，还有一些与凝血、免疫以及保持水分平衡相关的蛋白质。

↓血液

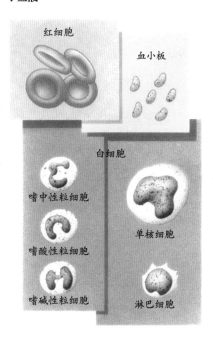

红细胞

血小板

白细胞

嗜中性粒细胞

嗜酸性粒细胞

嗜碱性粒细胞

单核细胞

淋巴细胞

血细胞包括红细胞、白细胞和血小板，其中白细胞的种类要比红细胞多。白细胞包括吞噬细菌的嗜中性粒细胞和单核细胞、产生和储存抗体的淋巴细胞——它们是免疫系统的关键。

血小板是漏洞填塞者和凝血的启动者，主要由骨髓内的巨核细胞增殖分化而来。

血型的冲突与兼容

红细胞除了为人体输送氧气之外，还有一个非常重要的功能，它可以决定一个人的血型。红细胞表面连着特定的凝集原——由糖类和蛋白质组成的分子标记，这是一种抗原。这些凝集原决定了一个人的血型。A 凝集原代表 A 型血，B 凝集原代表 B 型血，A 和 B 凝集原同时存在代表 AB 型血，没有凝集原的就是 O 型血。

人体在输血时，A 和 B 凝集原都很重要。血浆中存在着凝集素，这是一种抗体，它可以黏附任何"外面"的细胞或是蛋白质，并将它们标记以进行消灭。这样就会产生问题：A 型血中存在抗 B 凝集素，而 B 型血中存在抗 A 凝集素。如果不小心将 B 型血输给一个 A 型血的人，那么其中的抗 A 凝集素很快就会被冲淡，因此无法发挥作用。但同时受血者血浆中的抗 B 凝集素会使输入的 B 型红细胞凝结在一起，形成的凝块会阻断血管，产生非常严重的后果。

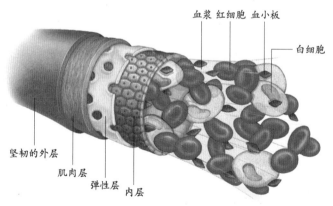

血浆 红细胞 血小板

白细胞

坚韧的外层

肌肉层

弹性层 内层

↑血管壁有很多层，血液自身也包含多种不同的细胞。红细胞数量最多，呈圆碟状。白细胞在围攻病菌时可改变形状。血小板要小得多，呈片状。

　　AB 型血的人既没有抗 A 凝集素也没有抗 B 凝集素，因此他们几乎可以接受任何血型的血。O 型血的人既有抗 A 凝集素又有抗 B 凝集素，因此他们只能接受 O 型血。而且，由于 O 型血的人红细胞上没有 A 凝集原和 B 凝集原，他可以输给 A 型血的人、B 型血的人和 AB 型血的人。

血液循环

　　人体从头到脚布满了血管，这些血管是一个封闭的系统。它们通过心脏输出血液，来维持人体的正常运转。如果没有了心脏这个强大的发动机，这个系统将无法运转。

　　心脏分为左、右两半，每一半都分成了两个腔，也就是左心房、左心室和右心房、右心室。心房负责接收

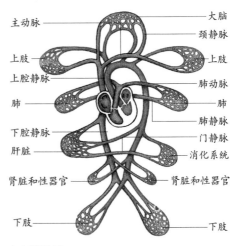

主动脉　　　　　　　　　　　大脑
　　　　　　　　　　　　　　颈静脉
上肢　　　　　　　　　　　　上肢
上腔静脉　　　　　　　　　　肺动脉
肺　　　　　　　　　　　　　肺
　　　　　　　　　　　　　　肺静脉
下腔静脉　　　　　　　　　　门静脉
肝脏　　　　　　　　　　　　消化系统
肾脏和性器官　　　　　　　　肾脏和性器官
下肢　　　　　　　　　　　　下肢

↑**血液循环**
肺动脉将血液运送到肺部，血液在肺部得到氧气，并将氧气运送到全身的组织和器官，然后通过静脉流回心脏。消化系统的血液要先流经肝脏，肝脏储存营养物质后，血液才到达心脏。

血液并传送到心室，心室将血液送出心脏。对于一个负责携带氧气的红细胞来说，它需要 60 秒完成一次往返，每次往返中都要进出心脏两次。

　　心脏的每一半都将血液泵入一个独立的血管循环网中。在第一个循环的开始，心脏的右半边将氧气已被耗尽的血泵入肺，

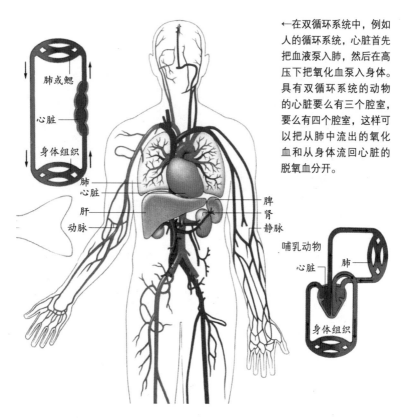

←在双循环系统中，例如人的循环系统，心脏首先把血液泵入肺，然后在高压下把氧化血泵入身体。具有双循环系统的动物的心脏要么有三个腔室，要么有四个腔室，这样可以把从肺中流出的氧化血和从身体流回心脏的脱氧血分开。

肺或鳃
心脏
身体组织

肺
心脏
肝
动脉

脾
肾
静脉

哺乳动物
心脏
肺
身体组织

在这里将获得新鲜的氧气。然后富含氧的血离开肺回到心脏的左边，完成这个循环。继而血液又进入第二个循环，这个循环要比第一个大得多，可以在整个身体流动。

动脉将血液从心脏带到肌肉组织、结缔组织等各种组织，毛细血管使血液穿过组织，静脉将血液带回心脏。

人体的发动机

心脏主要是由心肌组成的，这种特定的肌肉只存在于心脏中。心肌是由有分支的肌细胞紧密连接而成的，外面的结缔组织纤维将心肌细胞包裹成束，让它更坚固，这样可以避免心肌在细胞收缩时发生撕裂。

心肌细胞与人体的其他肌肉细胞不同，其他细胞工作一段时间就需要休息，而心肌细胞可以一直持续工作，从不停歇，因为它们天生就比其他的肌细胞具有更多的能量。心肌细胞之所以有如此多的能量，是因为它有一个巨大的线粒体。

线粒体释放能量需要大量的氧和燃料，这些是由心脏专用的血液提供的。

主动脉的第一个动脉分支——离开心脏左边的主动脉——在这个供应线路中是相当重要的，它们是两条冠状动脉。如果这条供应线路被阻断或是出了什么问题的话，心脏和整个机体很快都会出现毛病。

大动脉（主动脉）有到头部和大脑的分血管

腔静脉（主静脉）来自头部和大脑

到肺

到肺

来自肺

来自肺

左心房

右心房

瓣膜

右心室

来自身体下部和腿

到身体下部和腿

左心室

←心脏有四个腔。在两边，有上心房接受来自静脉的血液；在下方，有外层壁较厚的下心室泵血到动脉。单向的瓣膜保证血液都沿正确的方向流动。

心脏的正常运转是由两片特殊的瓣膜决定的，这两片瓣膜就是心房与心室之间的连接。这两个瓣膜就像两个阀门，它们保证了血液的单向流动。虽然它们很薄，但是足以承受一定的撞击。

两个心室的出口处是由 3 个袋子形成的瓣膜保卫的。当心室收缩时，血液流进动脉产生的压力将每个小袋子都冲到壁上。当心脏舒张时，血液流回心室并充满口袋，使它们膨胀起来并封住了开口。

心房与心室之间的瓣膜由向下的片状垂悬体组成。当心室收缩时，血液被推向这些垂悬体，迫使它们关闭。胶原蛋白组成的腱索将垂悬体锚定在这个位置，防止它们里外倒换，这种结构确保血液不流回心房。

在心脏每次跳动的过程中，两边的心室和心房都以相同的频率收缩和舒张。

心脏的活动

心脏一直维持跳动的状态，为人体供给血液，保证了人体的正常活动。要知道，心脏的跳动也是遵循一定规律的，它并不能随意跳动。它有一个非常精密的控制系统，保证心房收缩之后心室开始收缩。如果这个系统出现问题，心脏的收缩频率会变得混乱，那么人体就受到很大影响。

其控制的关键是一群特殊的细胞束，它们叫作窦房结，是心脏中最高级的起搏组织。由于这些细胞可以自动地、有节律地产生电流，因此它们可以引发心肌细胞的收缩并维持心跳。

窦房结的跳动穿过左心房壁和右心房壁，使这两个腔可以同时收缩。与此同时，这个跳动经过由心肌细胞修饰组成的传导纤维直接传递给房室结。房室结是心室与心房之间唯一的导电连接，因此跳动传递到心室之前，会有一些延迟，而心房正好在这个延迟中完成收缩。

　　左心室和右心室被膈膜分隔开。跳动从房室结出发，沿着传导纤维束迅速穿过左右心室之间的膈膜。纤维束的左右分

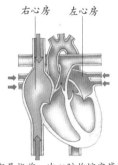

右心房　左心房

心动周期是指前一次心脏收缩完毕到下一次心脏收缩完毕中间的这段时间。血液首先流到已经放松的心脏的心房。

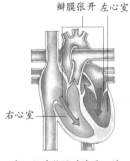

瓣膜张开　左心室

右心室

当心肌波状运动遍及心脏，并把血液从心房挤压到心室的过程叫作心脏收缩。

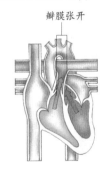

瓣膜张开

当心肌收缩到达厚壁的心室时，它们就把血液挤出进入到主动脉。

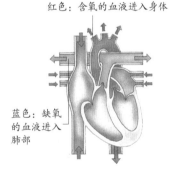

红色：含氧的血液进入身体

蓝色：缺氧的血液进入肺部

当心脏再次舒张时，心肌放松，来自主静脉的血液将充满心房。

↑心动周期
心脏的跳动可以分成一些阶段，但是事实上，这些阶段会合并成连续的一系列运动，称作心动周期。

支进一步被分成纤维网，将跳动提供给心室壁。乳头肌先收缩——将腱索拉住以防瓣膜里外颠倒——然后心室收缩。

两个心室在短暂的空隙里舒张，然后下一个跳动又从房室结传来。这个周期每分钟要重复 70 次以上。

感觉你的心跳

人的心脏是持续跳动的，如果你想感受一下自己的心跳，有一个很简单的办法：将两个手指按在手腕的拇指侧，就能感觉到动脉中血液的涌动。这条动脉就是桡动脉，它的涌动频率和心跳是一样的，这就是一个人的脉搏。你一分钟的脉搏数，就是你的心率。

桡动脉是主动脉的一条分支，它负责运输来自左心室的富氧血。所有的动脉壁都很厚，内壁由弹性层和肌肉组织构成，这种结构可以有效防御由于心脏收缩产生的较高血压。

心脏将血液泵入血管之后，血管的弹性使动脉产生扩张，而心脏舒张时血管则发生收缩，将血液推向前。这样就保证了血液的流动不会被心脏的停顿或启动而打断，可以持续流畅地运行。脉搏就是桡动脉经过前臂的桡骨时产生的舒张和收缩。

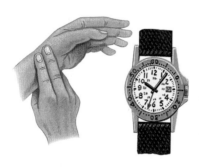

←如何测脉搏
因为左心室将血液射入动脉，所以在某些皮肤下的动脉可以摸到一种轻微的搏动，这种动脉搏动称为脉搏。

随着动脉的分支越来越多，越来越细，它们的弹性也会减弱，肌性成分越来越多。在大脑的指挥下，肌层可以通过收缩或舒张控制在某些特定组织中的血流。

静脉与动脉

静脉和动脉是血液循环系统的主要通道，而毛细血管作为它们的分支，则负责将营养物质输送到人体的所有部位。

各个器官和组织中的动脉血管非常细，这样方便它们输送血液，这些小动脉是由螺旋的平滑肌纤维包裹形成的。小动脉

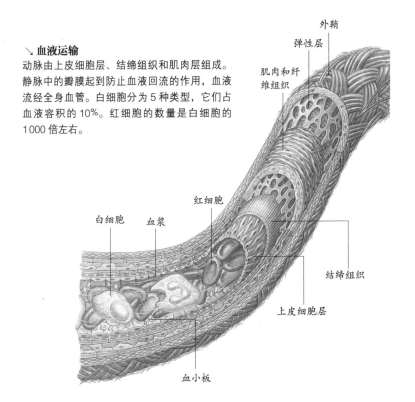

血液运输
动脉由上皮细胞层、结缔组织和肌肉层组成。静脉中的瓣膜起到防止血液回流的作用，血液流经全身血管。白细胞分为 5 种类型，它们占血液容积的 10%。红细胞的数量是白细胞的1000 倍左右。

外鞘

弹性层

肌肉和纤维组织

红细胞

白细胞　血浆

结缔组织

上皮细胞层

血小板

再细分为最细的毛细血管，它的内径仅仅能允许红细胞通过。

毛细血管的管壁非常薄，仅由一单层细胞构成，有时周围会有蜘蛛形的周细胞负责加固。分支毛细血管形成毛细血管床，它们在组织里交织穿过，保证每个细胞都能得到养分。之后这些毛细血管合并在

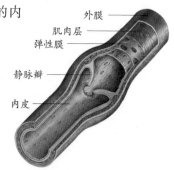

↑图中是一条小静脉放大的切面图，静脉瓣能防止血液向后流动，而远离心脏。

一起，形成稍大一些的小静脉，小静脉又合并形成静脉，最后将血液运回心脏。

毛细血管

组织液是细胞生存的地方，它为细胞提供一个稳定的、富含营养的、温度恒定且化学组分恒定的环境，毛细血管和组织细胞之间的物质交换就是在组织液中进行的。

组成毛细血管的细胞之间有很多小孔，因此这些血管易于渗透。这种构造有它特定的作用，它们为细胞液中的简单分子

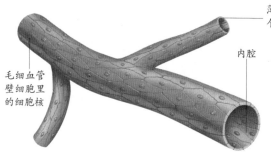

薄壁只有一个细胞厚

内腔

毛细血管壁细胞里的细胞核

←图中显示的血丝，是微小的管，比它们承载的血细胞大不了多少。

如葡萄糖和氨基酸进入周围组织提供了通路。随后，这些分子就会散播到比毛细血管中浓度低得多的细胞里。

红细胞里的血红蛋白在这里将氧气释放给缺氧的组织。由于被狭窄的毛细血管限制，红细胞排成一排缓慢移动，这样它们有更多的时间释放携带的货物。富含氧气的血液将氧气释放出来，让它进入周围的组织，在这里持续被消耗。而产生的废物二氧化碳则经相反的线路扩散，被血液吸收——尤其是血浆——然后回到肺。

血液的回流

血液从肺和身体其他部分经过静脉流回心脏。所以，静脉就是负责血液回流的。静脉和动脉一样，都是越靠近心房越粗，越接近组织越细。两条大静脉，最终都注入到右心房。上腔静脉从脑、胳膊和身体上部带回血液，下腔静脉将血液从身体其他部分带回。

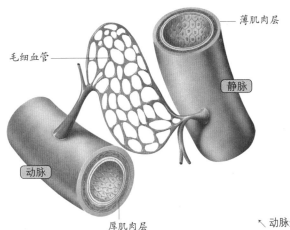

薄肌肉层

毛细血管

静脉

动脉

厚肌肉层

↖ 动脉运送血液离开心脏。

　　静脉和动脉的壁一样，都是单层的，只不过静脉的比动脉的薄很多。因为静脉中的血压比动脉的低很多，因此不需要那么厚的壁来预防心室收缩时血管爆裂。当然，血压低也有不好的地方，那就是离心脏较远的血液容易由于重力原因发生回流。

　　为了克服这个问题，大静脉中也有一个像心室出口一样的瓣膜来把守。当血液往回流时，血液冲压在两个瓣膜上，阻止更远处的血液回流。

　　通过心脏压力的推动，大部分血液穿过了静脉。当静脉穿过骨骼肌时，它们还会获得一个额外的助力。因为这些肌肉会发生收缩，这时就会挤压静脉，使血液"向上"通过瓣膜。

吸气，呼气

　　肺里的气体经过肺泡，和血液之间进行了气体交换，交出了氧气，吸收了二氧化碳。这些气体就变得不新鲜了，需要被呼出体外。

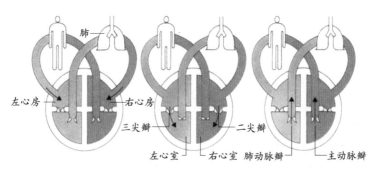

左心房　　右心房　　三尖瓣　　二尖瓣　　左心室　　右心室　　肺动脉瓣　　主动脉瓣

1. 静脉血经过肺部交换氧气，重新变成动脉血，再流入心房。

2. 三尖瓣和二尖瓣张开，血液流入心室。

3. 肺动脉瓣和主动脉瓣张开，把血液压入肺和全身。

呼出气体比吸入气体要被动一些，由于横膈膜舒张，胃和腹腔里的其他器官为了回到原来的位置，它们会产生向上的压力，使横膈膜恢复它起初的穹隆形。这时，提升肋骨的肋间肌也放松下来，肋骨通过重力的作用产生向下向内运动。这些运动综合的结果就是让胸内的空间减小，从而挤压肺部，这样肺内与体外的气压差开始增大。于是，空气被顶入细支气管、支气管、气管，最终通过鼻子和口腔排出体外。

这样的呼吸一般发生在人们平静的时候。而人们在做运动时，呼吸则会加快，从而可以排出肌肉剧烈工作时产生的大量二氧化碳。腹部内层的肌肉收缩，腹部的器官顶向横膈膜，使横膈膜上升超出一般的穹隆形状。而同时肋间肌将肋骨向下向内拉。这样胸部的空间更小，气体可以被更快地排出。

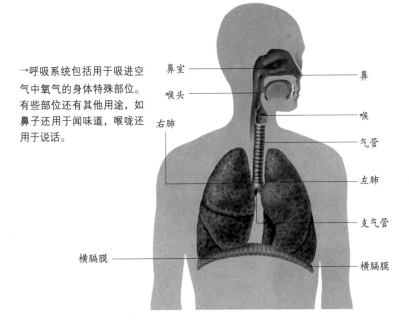

→呼吸系统包括用于吸进空气中氧气的身体特殊部位。有些部位还有其他用途，如鼻子还用于闻味道，喉咙还用于说话。

鼻室
喉头
右肺
鼻
喉
气管
左肺
支气管
横膈膜
横膈膜

发出声音

人们的声音看似从口中发出来的，其实都是喉部产生的。当你说话的时候，你可以触摸一下自己的喉部，感觉一下它的颤动，这就是喉部在工作。

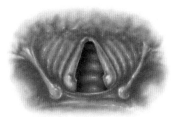

当这些绳状物分开时，没有声音发出，因为空气能自由通过它们。

人的喉是由软骨构成的，气管上面固定着一个完整的"C"形软骨环，环状软骨旁边连接着弯曲的甲状软骨板，环状软骨上部还有两片勺状软骨，在甲状软骨和勺状软骨之间有一对韧带延伸。每个韧带都被我们的声带埋了起来，所以人们是看不到它们的。

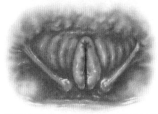

当这些绳状物由微小的肌肉拉起时，空气便通过一个小缝隙，而绳状物发生振动就发出了声音。

↑声带是位于喉部的两瓣左右对称的膜状解剖结构。我们的声音通过振动这些绳状物发出声音（如上图所示）。绳状物之间的空隙叫作声门。

人们正常呼吸时，这些韧带相隔很远。当人们想要发出声音时，喉周围各种复杂的肌肉就会带动各种软骨，使声带封闭和拉紧，人体原本平稳的呼吸频率被从肺中有控制地冲出的气流突然打断。这时，原本关闭拉紧的声带就会发出嗡嗡的振动声音，这个声音被放大然后又被咽和鼻腔赋予声色，随后由舌头、嘴唇和颊加工成可识别的词语。这就是人发出声音的过程。

声带被拉得越紧，那么发出的声音越高；气体流出的速度越大，那么发出的声音越大。

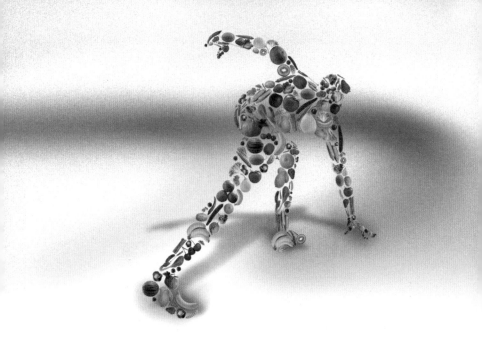

 # 跟着食物去旅行
——消化与吸收

食物为机体的生长和修复提供原材料，还为细胞的工作提供能量。没有了食物，人体无法正常运转，我们就会死亡。但是身体的构造非常复杂，食物并不是进入身体就会被吸收，食物需要在体内经过一个复杂的加工过程，最终才能被人体利用。

对于我们来说，摄入食物只是第一步，而食物的消化过程，则是一段神秘的旅行。

食物营养与健康

人需要摄入食物来维持机体的正常运行，不同的食物可以给我们提供不同的营养和能量。

营养是食物中维持生命和使机体工作的物质。人们日常的食物大部分都是由糖类、蛋白质和脂肪构成。除了这三大营养物质外，人们还需要摄入其他的营养素，例如维生素、矿物质和纤维素等。人体对维生素、矿物质之类

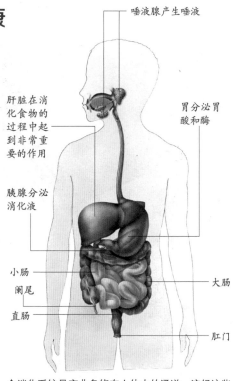

唾液腺产生唾液

肝脏在消化食物的过程中起到非常重要的作用

胃分泌胃酸和酶

胰腺分泌消化液

小肠

阑尾

直肠

大肠

肛门

↑消化系统是弯曲盘绕在人体内的通道，流经这些管道的食物被分解消化。

的需求，不像三大营养素那么多，但也是不可或缺的。一个包子或者饭团可以提供给我们很多营养，包括蛋白质、糖类、脂肪以及一些维生素和矿物质，但这些还不够全面。我们的饮食应该由多种食物组成，这样才能提供人体所需的营养。

闻到气味，尝出滋味

人类的嗅觉十分灵敏，可以分辨出 10000 多种不同的气味。嗅觉是在鼻腔产生的。我们的鼻腔被鼻中隔分成左、右两

半，在鼻腔上部与
两边相通的地方就是
嗅觉感受器细胞的根
据地。人有上百万个
嗅觉感受器细胞。每
个细胞的尖端都有像
头发一样的纤毛，它
们覆盖在气味受体上
面。当人吸气时，气
味分子溶解在鼻腔里
的黏液上，并连接着
纤毛上的受体。嗅觉
感受器向大脑的嗅觉

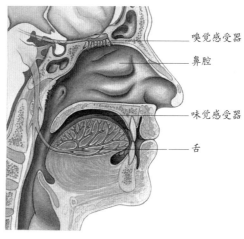

嗅觉感受器
鼻腔
味觉感受器
舌

↑人的嗅觉

嗅觉和味觉是相互独立的，不过二者都是在人体受到
化学刺激时产生的。鼻腔中的感受器探测到空气中有
气味的分子之后，和感受器相连的神经末梢负责将信
息传递到大脑。

中枢发出信号，最后识别出气味。

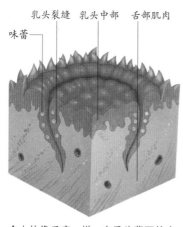

乳头裂缝 乳头中部 舌部肌肉
味蕾

↑大的像丘疹一样，在舌头背面的肉
块叫乳头。在乳头裂开的纵深方向有
极小的味蕾。

每个受体细胞的纤毛上只
有一种感受器，但它可以对不同
的气味分子产生反应，而且气味
分子的不同部分可以与不同的受
体结合。大脑接收了广泛的受体
提供的信息之后，再将这些信息
拼凑在一起，识别出特定的气
味。这就在提醒我们，是有东
西在燃烧还是只是在炒菜。信
息也会被传递到感情和记忆中
枢，即边缘系统。这就是为什

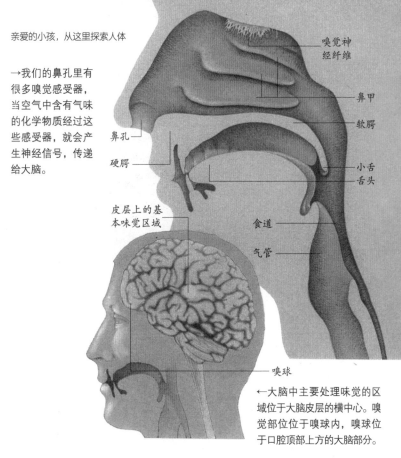

→我们的鼻孔里有很多嗅觉感受器，当空气中含有气味的化学物质经过这些感受器，就会产生神经信号，传递给大脑。

嗅觉神经纤维

鼻甲

软腭

鼻孔

硬腭

小舌

舌头

皮层上的基本味觉区域

食道

气管

嗅球

←大脑中主要处理味觉的区域位于大脑皮层的横中心。嗅觉部位位于嗅球内，嗅球位于口腔顶部上方的大脑部分。

么一些气味会带给我们特殊的感受或唤起我们特殊的回忆。

人们吃食物，不仅是为了填饱肚子，更是为了品尝食物的滋味。美味的食物，让人吃得更开心。

当然，食物的味道是多种多样的，不仅有香甜，也有酸涩和苦辣。那么人们是如何知道不同的味道的呢？答案就是，我们舌头表面的味蕾。

人们舌头的表面布满了小突起或是小乳头，这些乳头大约有 10000 个，它们一共有 4 种形式——丝状乳头、菌状乳头、轮廓乳头、叶状乳头，其中丝状乳头没有味蕾。

当食物到达舌头时，食物里面的糖和盐之类比较小的分子会迅速溶解在唾液中，流向味蕾。然后味蕾上的受体细胞开始探测，再将产生的信息传达给大脑中的味觉中枢。这样人们就可以尝到5种基本的味道——酸、甜、苦、咸和可口的鲜味。

尖状乳突中虽然没有味蕾，但是它们的作用很大，乳突的尖端可以让舌头吸住食物，例如浓稠的酸奶。

它们同样可以感受热、冷、触摸和压力，还有吃辣椒带来的痛感。这些感觉与味觉和嗅觉合起来，使我们对味道产生一个结论。

味觉并不是单独起作用的，它需要嗅觉的配合。人如果没有嗅觉，他品尝到的味道就会变得平淡乏味。

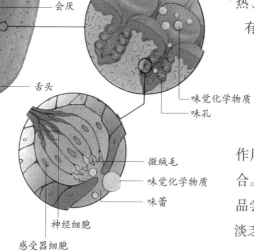

舌乳头

腭扁桃体

会厌

舌头

味觉化学物质

味孔

微绒毛

味觉化学物质

味蕾

神经细胞

感受器细胞

牙齿的作用

人类的胃不能消化整个的食物，所以食物进入胃之前，需要先在口腔里进行第一步加工，将大块的食物变成小块，方便进入食道。这道加工程序就是由牙齿和舌头共同完成的，所以，我们的牙齿至关重要。

成年人一般有32颗牙齿，不同的牙齿有不同的功能。切

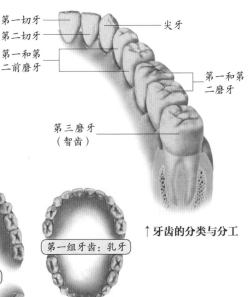

第一切牙
第二切牙
第一和第
二前磨牙
尖牙
第一和第
二磨牙
第三磨牙
（智齿）

↑牙齿的分类与分工

↓第一组牙齿包括20颗乳牙，多在婴儿出生6个月时开始萌生，3岁左右出齐。随着嘴巴的发育，在大约7岁时乳牙开始脱落。这时，它们会被第二组32颗成人恒牙所替换。

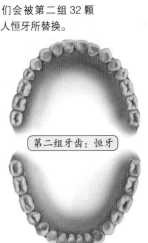

第二组牙齿：恒牙

第一组牙齿：乳牙

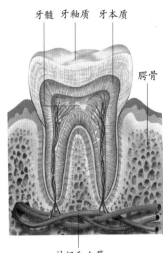

牙髓　牙釉质　牙本质

腭骨

神经和血管

牙来回滑动负责搅碎食物，尖尖的尖牙负责抓住食物并将它们穿破和撕裂，带着宽宽的牙冠和双头小尖的前磨牙负责将食物压碎和嚼烂，而大量多丘的磨牙则负责将食物磨碎成小块。

　　牙齿是非常坚固耐磨的，这样才能让人一生都可以咀嚼食物。牙齿露在外面的白色部分叫作牙冠，上面覆盖着牙釉质，这是人体最坚硬的东西。牙釉质虽然十分坚硬，但它是不可再生的，它由像骨一样

←人类牙齿的构造

可再生的牙本质加固。牙本质还构成了牙根，它嵌入颌骨合适的牙槽中固定在那里。除了牙本质，牙髓腔里还有血管和能够提供感觉的神经。牙龈将连接着牙冠和牙根的牙颈紧紧抓住，防止致病菌侵入牙根。

咀嚼与吞咽

香味、图像及食物的味道都刺激 3 对唾液腺分泌唾液，然后沿着导管流入口腔。每天我们要产生 1 ~ 1.5 升的唾液，唾液是由大部分水和少量的黏液、可杀菌的溶菌酶和可以消化淀粉的淀粉酶组成的。唾液持续而缓慢地流入口腔，让口腔保持潮湿和清洁。

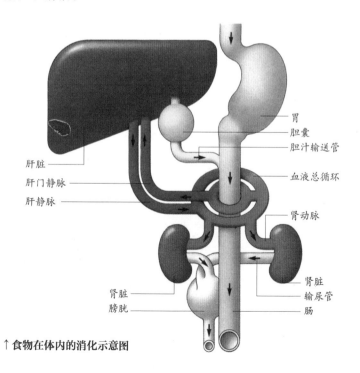

↑**食物在体内的消化示意图**

人吃饭的时候，唾液就不再是缓缓进入口腔了，而是趁着人咀嚼的时候，大量进入口腔，随着舌头混入食物碎渣中。唾液中的黏液将食物颗粒粘在一起，使它们变得润滑，然后可以顺利经过咽喉下面平滑的食道。同时，唾液中的淀粉酶开始与食物中的淀粉产生化学变化，使淀粉变成麦芽糖。食物越碎越有利于和淀粉酶充分接触，从而使淀粉酶发挥作用。

食物经过口腔的加工，被彻底咀嚼之后，舌头将它们变成容易吞咽的小块或小丸，并将它们推到咽喉的后方，然后，食物就要准备迎接下面的旅行了。

舌头将经过咀嚼的食物送到咽部，并刺激产生了一系列动作，于是形成了吞咽动作。咽部肌肉发生收缩，推动着食物团进入食道，同时，连接鼻腔和气管的3个出口通道都被阻塞。悬挂在咽入口处的肉质伸出物，叫作悬雍垂，它上抬以防止食物进入鼻腔。舌头此时仍向后推，以防食物倒退回口腔。当呼吸暂停时，喉上升，会厌软骨下垂阻挡在通向肺的气体通道上，以防人发生窒息。

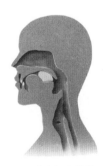
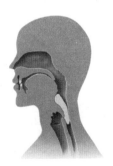
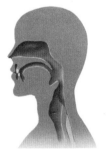

1. 舌头把食物挤压到嘴后部。　　2. 食物经过气管的上部。　　3. 食物被挤压进入食道。

↑ 吞咽过程示意图

通过食道积极的推动力，食物经过咽部，进入了胃里。人体的消化道有着相同的基本构造，从食道到肛门，这是它们完成消化工作的基础。食道内层可以分泌黏液，这可以减少食物对食道的摩擦。

食道周围的环状肌在食团后方收缩，在食团前方舒张，这样可以让食物向前行进。纵向延伸的肌肉在食团后方放松，并在食团前方收缩，这样可以打开平时关闭的通道。这些肌肉产生的一波又一波的收缩和舒张叫作蠕动，消化道的蠕动使食物在不断向前活动。蠕动的力量十分强大，它还可以对抗重力。假如你倒立着吃东西，食物照样可以到达胃。

食物的消化

胃其实是一个肌肉袋子，它处在食道和小肠之间，负责消化食物。胃的内层分泌出胃液，胃液的酸性很强，可以有效消化食物。胃壁有 3 层肌肉：纵肌、环状肌和斜肌，每一层的朝向都不同，这样当它们发生收缩时可以搅拌食物，将食物与胃液混合，并把它们推向胃的出口。

当胃开始消化工作之后，为

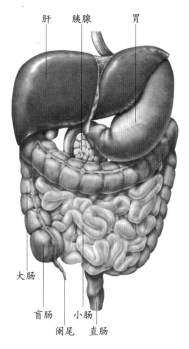

肝　胰腺　胃

大肠

盲肠　小肠

阑尾　直肠

→胃在腹部左上部，它的右边是肝脏，后边是胰腺。大肠盘延在下腹部，小肠盘绕在大肠里。

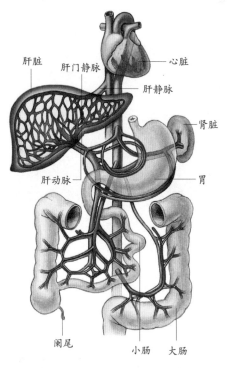

从心脏流出的血液经主动脉将富含氧气的血液通过肝动脉运送到肝脏。分布在肝静脉周围的小肠和大肠也将富含营养物质的血液运送到肝脏。血液经肝静脉流出肝脏。

肝脏　肝门静脉　　　心脏

肝静脉

肾脏

肝动脉　　　　　胃

阑尾　　小肠　大肠

了防止食物和胃液流回食道，它的入口就关闭了。而在它的出口，同样为了防止食物流入十二指肠，环状的幽门括约肌也一直保持收缩状态。

　　胃除了负责消化工作，它同样还负责暂时存储食物的工作。胃壁的弹性很强，所以胃的容量非常大。如果没有这个储存的空间，食物会很快进入和穿过小肠，这样人体吸收的营养就会大大减少。

　　食物从食道进入胃后，胃蠕动着将它们推向另一端。胃的肌肉壁发生收缩，这样可以搅烂和磨碎食物。胃的肌肉壁上的腺体会分泌出一种胃蛋白酶和酸性胃液，经过研磨的食物开始与胃蛋白酶结合，经过一系列分解之后，食物变成了一种叫作食糜的黏稠浆状物。

　　经过几小时的消化，幽门括约肌稍稍扩张，胃部肌肉壁的收缩将已被部分消化的食糜泵入十二指肠。幽门括约肌不仅负责把关，它还负责过滤食物。当有大块食物通过时，它会自动关闭，只有液态的食糜能通过它到达十二指肠。那些大块食物则被拦截住，留在后面进行进一步的消化。

胃部的工作

人的胃部每天从胃小凹里分泌 2 升左右的腐蚀液，胃下半部的细胞分泌盐酸，这些腐蚀液释放到胃里与食物混合。

再往下深入，其他细胞分泌胃蛋白酶原，它非常不活泼，会在有盐酸的环境中转变为胃蛋白酶。这是唯一一种可以在酸性环境中工作的酶，它可以加速食物中蛋白质的分解。

胃酸是一种非常强烈的酸，胃部为了避免自身被胃酸消化，它还有相应的保卫措施。胃的内层细胞会产生一层厚厚的黏液，用来防止胃内壁与胃液接触。而且，胃的内层细胞一旦有损坏，很快就会有新的产生替换。不仅如此，胃的整个内层每星期也会更新一次。当然，胃液的高腐蚀性益处

↓蠕动的作用

在消化系统中，食物通过蠕动向前移动。例如，通过平滑肌的收缩和舒张，食物从食管进入胃部。

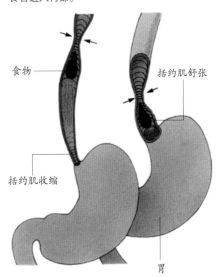

食物

括约肌舒张

括约肌收缩

胃

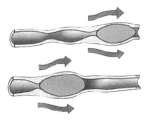

↑食物经过胃壁肌层的反复收缩被推挤到这条长而弯曲的消化道，这个收缩过程称作蠕动。

63

很大，它可以杀死大多随着食物进入人体的致病菌。

当有食物进入以后，回忆、图像、气味或是味道指使大脑向胃发出信号，让它做好大量释放胃液和收缩肌肉层的准备。随着食物逐渐被消化，胃部慢慢排空，胃的分泌和收缩活动也将减弱。

食物的消化与吸收

小肠是整个消化系统中最长最重要的部分，它位于人体的腹部。在胃里被消化成糊状的食物，进入了小肠，开始一段漫长的旅行。小肠约有 6 米长、2.5 厘米宽。食物从小肠经过时，它们包含的营养沿途不断被吸收，最终剩下的废物则会进入大肠。

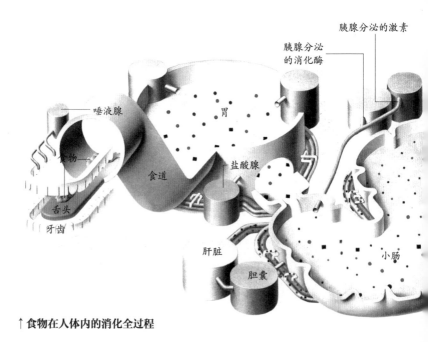

↑**食物在人体内的消化全过程**

食物在小肠的消化是更加精细的消化方式。食物的分子经一系列酶消化完全后，被分解为人体可吸收的小分子，如葡萄糖、氨基酸、甘油和脂肪酸。这些小分子会被血液吸收，并被分派到需要的亿万个体细胞中。

酶在消化过程中有非常重要的作用，它可以在反应中成千甚至上百万倍地加快反应速度，无论是细胞内的反应还是细胞外的反应。而且，每种酶都只适用于一种或一类化学反应。

在消化道中，消化酶将大的食物分子分解成小分子，酶可以加快化学反应速率。最终，一顿大餐很快就被分解为简单的营养成分，方便人体吸收。如果没有酶，这些活动将无法进行。

一个由两个氨基酸组成的分子需要被分裂。首先，分子就像一把钥匙配一把锁那样连接到合适的酶上，然后一个水分子插入，破坏了两个氨基酸之间的键。一旦这两个氨基酸分子都自由了之后，在整个反应中都没发生变化的酶就会自由地与另一个相同的分子重复这个反应。

十二指肠

小肠分为十二指肠、空肠和回肠三部分。十二指肠是小肠的首段，食糜从胃里出来以后，在十二指肠为消化的最后阶段做准备。

肝脏和胰腺分别产生胆汁和胰液，注入十二指肠。这两种消化液都呈碱性，它们与刚来到的具有较强酸性的食糜混合，将它们中和变成碱性。这个中和过程

大肠

至关重要，因为小肠里的消化酶只能在弱碱性环境中工作。而且，如果没有胆汁和胰液，小肠中的消化就会慢慢停下来。

胆囊的大小和猕猴桃相仿，它是一个肌性囊袋。胆囊与肝脏连接，肝脏产生的绿色胆汁可以由胆囊储存、浓缩和释放。食糜到达十二指肠后，胆囊发生收缩，将它的内容物挤入胆总管。胆汁中包括胆汁盐，它可以在小肠里将大脂肪球转化为小脂肪滴，这样脂肪消化酶发挥作用就容易多了。

胰腺中的细胞簇可以产生胰液，并从与胆总管的共同开口中释放到十二指肠。

胰液中含有可以分解糖类、蛋白质、脂类的酶。这些特定的酶只在十二指肠中有活性，这样可以保证不会破坏产生它们的细胞。

小肠的大作用

小肠盘曲在腹腔内，被腹腔后壁上的双层膜支持着。双层膜之间夹着血管和淋巴管，有利于营养物质的吸收。

小肠内壁是由皱襞和绒毛构成的，如果将它们全部展开，小肠的表面积就十分惊人了。这些绒毛和皱襞可以让食物在小肠里更加充分地分解和吸收。皱襞环绕着小肠内壁，可以使食糜的流速放慢，这样也有利于食物的分解和吸收。这些皱襞和水样的肠液粘在一起，上面覆盖着小肠绒毛。小肠绒毛在消化的最后阶段十分重要，它们为食物的消化和吸收提供了附着点。

肠中的蠕动虽然不及食道有力，但是这些蠕动的作用和食道中一样，都是推动着食物沿着肠道运动。随着小肠的蠕动，这些皱襞和绒毛也在摆动，反复和食糜接触，吸收食糜中的营养物质。所以小肠的作用像一个长长的"过滤袋"，让食物中的营养被充分吸收。

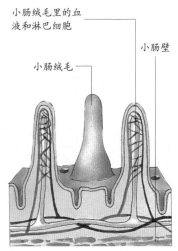

小肠绒毛里的血液和淋巴细胞

小肠壁

小肠绒毛

↑小肠周围是微小、指状折叠绒毛。

在小肠内层凸出的小肠绒毛，每一根都有自己的凸起。当你用显微镜观察表面覆盖着小肠绒毛的上皮细胞时，会看到上面有大量微绒毛。在微绒毛上连接着大量的酶，它们能将糖类消化为葡萄糖以及将蛋白质消化为氨基酸，而胰液中的酶已经将脂肪消化为脂肪酸了。由于微绒毛增大了小肠的表面积，为食物的消化和吸收提供了方便，大大增加了食物在小肠的吸收效率。

每个小肠绒毛里面都有一个毛细血管网和一束淋巴管。毛细血管负责将摄入的葡萄糖和氨基酸带到肝脏，做进一步加工处理。脂肪酸则被重新组合成脂肪，并在被血液吸收前进入淋巴管。剩下的残渣则形成粪便，被排出体外。

小肠绒毛吸收了经过小肠的大部分水分，同时还将帮助消化脂肪的胆汁盐送回肝脏，以便重新利用。

不简单的肝脏

肝是人体内最大的器官，它的形状是不规则的楔形，呈深红色。肝的作用是负责人体的代谢，它是人体内非常重要的加工和建造工厂。

人体最大的内部器官——肝

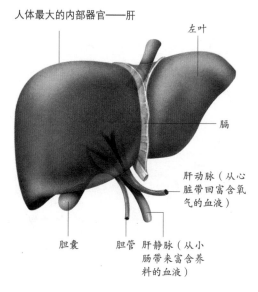

左叶

膈

肝动脉（从心脏带回富含氧气的血液）

胆囊

胆管

肝静脉（从小肠带来富含养料的血液）

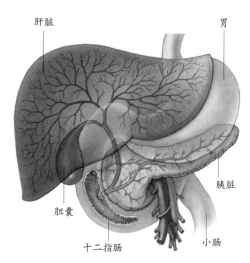

肝脏

胃

胆囊

胰脏

十二指肠

小肠

↑肝脏及其相邻器官

成人的肝脏重约 1.5 千克，胰脏和肝脏紧密相连，胆囊位于肝脏下方，其上分布着许多肝小叶的分支导管。

肝脏不仅为十二指肠提供胆汁，帮助消化顺利进行，它更重要的作用是监视和调整血液中的化学物质组成，让人体可以正常运行。比如，血液从消化系统中吸收的营养，需要肝细胞来帮助参与储存、改变路径和转化的工作。如果没有肝的干预，人类吃饭时，血液中糖和其他营养的含量会肆意升高，这会大大影响人的健康。

肝脏运行需要的血液有两个来源——肝动脉提供的来自心脏的富氧血和门静脉提供的来自消化道的缺氧血。这两股血液在肝脏深处混合，经过加工后，这些血液会流出肝脏并返回心脏。

肝脏的外表就是一个深红色的囊状物，但是它内部的加工工作堪比一个复杂的工厂。肝脏是由大量肝小叶组成的，肝小叶呈多面棱柱体，像芝麻粒那么大。在肝小叶中，肝细胞组成的外层排列在毛细血管周围，这些毛细血管最终汇集形成中央静脉。

在肝小叶的角落里有三根管，其中两根将血液带入肝脏，第三根将胆汁运走。来自心脏的血液被一条小动脉运送到肝脏中，来自消化道的血液则是由另一条小静脉带来的。在血液穿过迷宫般的肝脏来到中央静脉的过程中，肝细胞有足够的时间清洗它并调整它的去向。

肝小叶是由肝细胞构成的，人体约有25亿个肝细胞，肝细胞对人体的健康起着至关重要的作用。

在血液流动过程中，血浆和小分子会渗入肝细胞里，肝细胞可以仔细检查和控制血液的组成。当它感知到血糖浓度过高时，肝细胞就会储存葡萄糖；反之，就会释放葡萄糖。这个调节功能保证了体细胞的能量供应既不会过盛也不会缺乏。

肝细胞不仅可以储存葡萄糖，也可以储存脂肪和一些矿物质，包括从衰老的红细胞中被重新利用的铁，以及维生素 A、维生素 B_{12}、维生素 D、维生素 E 和维生素 K。

肝细胞将脂肪酸包装起来在体内运输，并产生胆固醇，还形成血液中参与凝血过程的一些蛋白质。肝细胞无法储存过量的氨基酸，但它可以把氨基酸转化为有用的物质。

肝脏的功能很多，它还可以过滤和分解血液中的很多药物；减弱激素的活性，让它们只能在有限的时间里发挥作用；

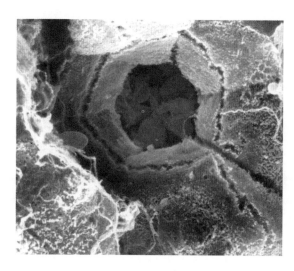

←图中所示为肝脏瓣，肝脏细胞（呈棕色）包围着一个窦状隙，血液流经窦状隙时，这些肝脏细胞能够起到清洁血液的作用。胆汁被排到微小的胆汁毛细血管（呈绿色）中。

除此之外，肝脏中还储藏着一种巨噬细胞，这种细胞可以通过提取和破坏细菌及其他碎片来过滤血液。

胰腺的工作

胰腺的作用十分重要，它可以产生消化酶，并把它们释放到十二指肠中。胰腺的细胞簇中分布着大概100万个细小腺体，这就是人们所知的胰岛。

胰岛负责释放胰高血糖素和胰岛素两种激素，这两种激素对我们的细胞非常重要。

葡萄糖是细胞主要的能量来源，如果没有了葡萄糖，细胞就会停止工作。所以，葡萄糖必须随时待命。

而胰高血糖素和胰岛素的作用，就是参与体内葡萄糖水平的调节。人用餐后，血糖含量将会急速上升，在两餐之间，血糖含量则会下降。当人体内葡萄糖含量过高时，它并不能被细胞摄取；而人体内葡萄糖含量过低的话，则不能满足细胞对能量的需要。

胰腺产生的胰高血糖素和胰岛素就是通过它们相拮抗的作用，将血液中的葡萄糖含量稳定在一个相对恒定的水平，这样才能保证我们不管是饥饿还是吃饱，是休息还是运动状态，细胞都有稳定的能量供应。

胰岛内部有两种细胞负责生产激素：α 细胞产生胰高血糖素；β 细胞产生胰岛素。这两种激素都被分泌到毛细血管中，最终流入中央静脉。

不管是 α 细胞还是 β 细胞，它们的细胞膜上都有特殊的能感知流过血液中血糖含量的受体标记，这样它们才能感受应

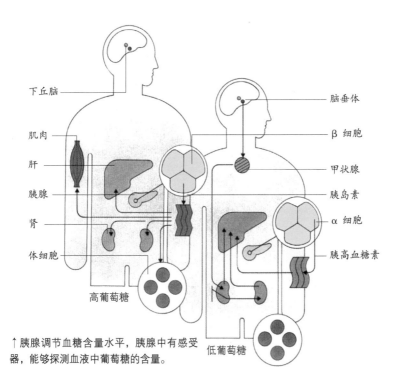

↑胰腺调节血糖含量水平，胰腺中有感受器，能够探测血液中葡萄糖的含量。

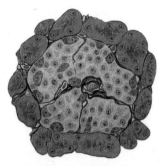

↑胰腺组织：黄色细胞是产生胰岛素的"朗格汉斯氏岛"。

该分泌多少激素。

血液流过时，胰腺中的 α 细胞和 β 细胞就像传感器。当葡萄糖多的时候，β 细胞就会增加胰岛素的供应，同时还提醒肝细胞降低血糖含量。而葡萄糖不足时，α 细胞则会释放较多的胰高血糖素，并提醒肝细胞提高血糖含量。胰腺不停地运转，在平衡血糖浓度的工作中，每种激素都起到了十分重要的作用。

无论是胰岛素还是胰高血糖素，它们在血液中存在的时间都不会很久。它们会在几分钟内被肝脏清除或是破坏，以防止它们发生积累，或是参与到敏感的葡萄糖控制过程中。

肾脏与排尿

新陈代谢的作用对象就是那些被消化后的食物。尿素是新陈代谢产生的主要废物，它由肝脏中的过量氨基酸产生。新陈代谢产生的废物对身体是有害的，因此它们需要被高效而快速地排出。

在排出废物的工作中，我们的肾起着关键作用。肾脏需要不断过滤全身的血液，才能有效过滤出人体不需要的废物。

除了清除体内代谢废物，肾脏还提取血液中过量的水分和盐，让血液的体积和浓度保持恒定状态。那些代谢废物和水混合形成尿，然后经过肾再排出体外。

肾由 3 个部分构成：皮质、髓质和肾盂。皮质和髓质中约有 100 万个肾单位，它们是经过过滤的血液产生尿液的小单元。而空的肾盂则负责将尿液汇集在一起，流入输尿管继续向前旅行。

肾内的每一个肾单位都由一簇毛细血管和一个细长的肾小管组成。肾小管的外面包着肾小囊。在高压作用下，血液被推进毛细血管，液体中包含没有血细胞的小分子，它们从带孔的壁渗出并进入到肾小囊中。

这时的液体中不只有代谢废物，还有一些有用的营养素，如葡萄糖和氨基酸等。当液体流经肾小管的第一段时，这些葡萄糖、氨基酸和其他有用的物质会被血液重新吸收。随着肾小管的下降和上升，液体中的一些水分和盐分也被回收，最终只剩下尿液——尿素、过量的水分和盐分的混合物——流进集合管。最终形成的尿液体积和浓度取决于人们当时所处的环境。

肾脏的工作量十分大，平均每天人的肾都负责过滤约 150

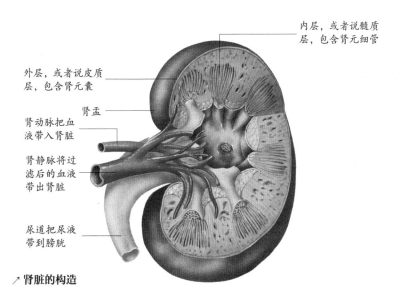

内层，或者说髓质层，包含肾元细管

外层，或者说皮质层，包含肾元囊

肾盂

肾动脉把血液带入肾脏

肾静脉将过滤后的血液带出肾脏

尿道把尿液带到膀胱

↗ **肾脏的构造**

升的原尿，最终形成 1 ~ 2 升尿液。

人体特殊的结构让人可以不用随时流出尿液，而是积攒在一起，去厕所集中排出。肾脏持续产生的尿液被储存在膀胱里，直到人方便的时候再将其排出。

膀胱是人体储存尿液的工具，它是一个弹性很大的肌性储存袋。

尿液从肾脏产生以后，经过输尿管时，输尿管蠕动着使尿液流向膀胱后面的开口。膀胱内尿液的压力会将这个开口牢牢堵住。

尿道负责将尿液排出体外，尿道与膀胱的连接处环绕着内括约肌。在内括约肌的控制下，尿道通常是关闭的。再低一点的地方是外括约肌，人可以自己控制。当尿液充盈后，膀胱鼓起来，膀胱肌性壁中的牵张感受器就会传递信息给神经系统，提醒它膀胱有多满。

尿液的排出也是一个非常复杂的过程。最开始的时候，膀胱收到信息，它需要保持壁上肌肉的扩张，括约肌稍稍关闭。当膀胱里的尿液积累到一定程度之后，它又会传达信息给大脑，然后大脑就会发出指令，让我们排尿。

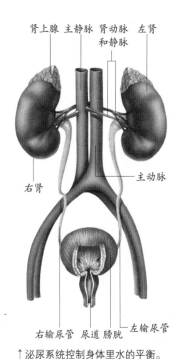

肾上腺 主静脉 肾动脉 左肾
　　　　　　和静脉

右肾　　　　　　　主动脉

右输尿管 尿道 膀胱 左输尿管

↑泌尿系统控制身体里水的平衡。

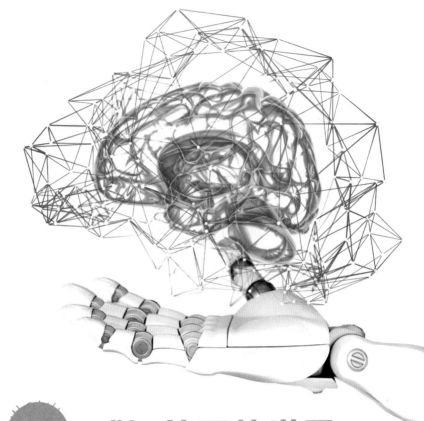

第四章 感知外面的世界
——不可思议的神经系统

大脑是我们的"指挥部"和"控制台"，它指挥我们吃饭和休息，让我们知道各种食物是什么味道的，可以感受到痛苦，能够记住各种知识，还会思考问题，让我们在休息的时候，身体也能正常运转。

关于大脑的奥秘，人们还在一直探索。当然，我们相信，人类探索出这些奥秘只是时间问题。

神经系统

　　人体的正常活动离不开神经系统的作用。神经系统是一个非常复杂的通信网络，它可以高效快速地传递信息。神经系统的工作十分繁杂，它需要对接收到的无穷的信息流进行分析并收集，然后发出指令，协调身体工作的每一个方面。

　　神经系统由脑、脊髓和连接着它们并延伸到身体各处的神经共同构成。神经系统的基本单位是神经元，这是一种长长的细胞，它只有在显微镜下才能看见。神经元的信号接收器是一种尖形的突起，即树突，其他神经元发出的信号穿过细胞体，到达一根单独的较长突起，也就是轴突。轴突将这些信息传递给被它控制的组织，或者将它们传给下一个神经元。

　　神经元的细胞膜两面沿途分布着正负离子，这样使得它能接收、携带和高速传递电信号。这些分布的阳离子是钠离子和钾离子。当神经元处于静止状态或是没有信号传递时，大部分钠离子分布在细胞膜外，而钾离子分布在细胞膜内。两群离子都穿过细胞膜到另一面企图平衡它们的成员，然而钾离子穿过细胞膜

脑

脊髓

坐骨神经

胫骨神经

←脑和脊髓分叉出来的神经达到身体的每个部位。

→**神经元**

人体内有几千亿个神经细胞，单人脑就含有 100 亿个神经元。

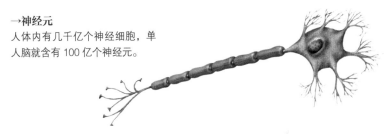

比钠离子要容易得多。最终结果就是细胞外膜上有较多的带正电的离子，在内膜相应地就会有带负电的离子。

尽管细胞膜不断泵出钠离子并带回钾离子，但是这并不能消除正负电荷的不平衡，只能使它们无限趋于稳定。所以当神经元处于静止状态时，它的外膜带正电，内膜带负电。

神经系统是如何传送信号的

当一个神经元的信号传递给另一个神经元时，还打乱了它的电平衡。信号到达后，轴突内部所带的正电增加，导致轴突膜上关闭的钠离子通道被打开，随即涌入大量钠离子，导致轴突内部的正电荷比外部多。

电性发生改变后，钠离子通道被迅速关闭，转而钾离子通道开始打开。细胞膜外的钾离子立即回到细胞膜内表面，使细胞膜恢复到最初带负电的状态。

现在，所有流动的离子都被迅速泵回它们合适的静止位置，等待着下一个信号。

↓**突触**

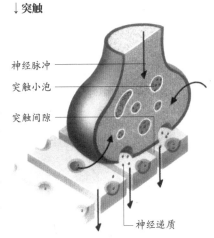

神经脉冲

突触小泡

突触间隙

神经递质

信号传递过程中，细胞膜上正负电荷的转换都是在转瞬之间发生的，而且只发生在细胞膜上某一个位置。那么，信号是怎样通过电性的改变传递的呢？

当信号到达后，带正电的钠离子大量进入，它们被轴突下一部分的负离子吸引，这样就会导致细胞膜的内表面比外表面所带负电弱。这时，细胞膜内表面沿途下一部分的负电也会跟着减弱，这种情况一直会持续到信号到达这条线路尽头的突触。

在突触处，两个神经元只是交流信息，并不发生接触。虽然它们之间的间隙很小，却足以阻挡信号。携带着信号的 1 号神经元的轴突末端是被膜包裹的囊泡，囊泡中充满了神经递质分子。

信号到来后，囊泡与神经细胞膜融合在一起，然后打开，将神经递质分子释放到突触的间隙中。这些分子很快到达下一

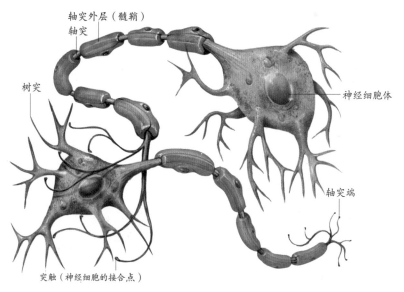

↑大脑和神经由无数特殊的细胞——神经细胞或者说神经元构成。每个神经元都由许多微小的分支（树突）收集信息，由更长更厚的分支轴突或纤维传递这些信息。

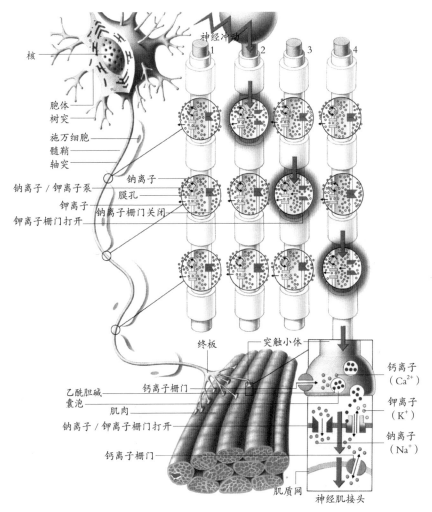

神经冲动

核

胞体
树突

施万细胞
髓鞘
轴突

钠离子/钾离子泵
膜孔
钾离子
钠离子栅门关闭
钾离子栅门打开

钠离子

终板
突触小体

乙酰胆碱
钙离子栅门
囊泡
肌肉
钠离子/钾离子栅门打开

钙离子栅门

钙离子
（Ca²⁺）

钾离子
（K⁺）

钠离子
（Na⁺）

肌质网
神经肌接头

↑神经细胞的工作过程示意图

个神经元，也就是 2 号神经元的一个树突，并与它的受体结合。

树突膜上的通道打开，让离子进入内部，于是打乱了平时的电性。之后 2 号神经元的轴突在刺激下发出信号，并迅速传递到下一个突触。信号就这样快速传递下去了。

这个过程都是在极短的时间内发生的，信号传递完成之后，间隙中的神经递质分子或者被破坏或者被重新吸收，而打开的囊泡也重新充满神经递质分子。

大脑中的神经元数以亿计，它们共同构成一个强大的信息网络，来处理来自身体各处的信息。神经元通过自己的树突和轴突的分支，与数千个神经元相连接。

其中大部分工作都是在大脑皮层发生的，组成大脑皮层的神经元叫作灰质。大脑中除了灰质，还有白质，那些负责将信号带给脑并将脑产生的信号带给身体各部的长轴突，它们聚集在一起构成了白质。

大脑中神经元主要依赖支持细胞来工作的，支持细胞的数量大约是神经元的 10 倍，其中包括星形细胞，它负责提供养料和支持给神经元，保证它们能高效地工作。

大脑的构成

大脑是由大脑皮层和下面的白质组成的，这是脑部最高级也是最大的部分。

大脑皮层表面折叠形成了很多"回"和"沟"。大脑被最深最长的"沟"分为左、右两半球。其他主要的"沟"则勾勒出半球的额叶、顶叶、枕叶和颞叶，这些部分因压在上面的骨头而得名。

大脑左半球的皮层负责感知

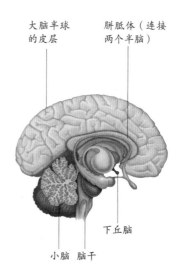

大脑半球的皮层　　　胼胝体（连接两个半脑）

下丘脑

小脑　脑干

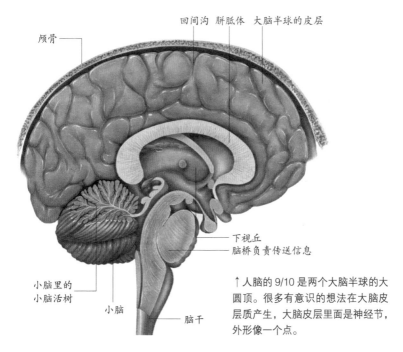

颅骨

回间沟　胼胝体　大脑半球的皮层

下视丘
脑桥负责传送信息

小脑里的
小脑活树

小脑

脑干

↑人脑的 9/10 是两个大脑半球的大圆顶。很多有意识的想法在大脑皮层质产生，大脑皮层里面是神经节，外形像一个点。

和控制身体的右半边，右半球则负责感知身体的左半边。这是因为很多进出大脑的轴突在穿过脑干或骨髓时都会转向另一边。

大部分人的大脑右半球负责处理唱歌、绘画、构想和识别物体的形状等创造性活动，而大脑左半球则负责控制记忆、算数、读书等逻辑性活动。两个半球之间通过胼胝体来沟通，这样可以保证左手知道右手在做什么。

当你读书、回忆往事和运动时，这些看似不同的动作都需要触发大脑皮层中一群特定的神经元，它们负责接收信息并做出决定，还要储存记忆和发出指令。

大脑皮层的不同区域负责不同的工作，除了感觉性语言区（威尔尼克区）和运动性语言区（布洛卡区）只存在于大脑左半球外，大脑两个半球被分成同样的部分。

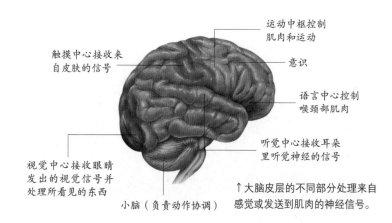

触摸中心接收来自皮肤的信号

运动中枢控制肌肉和运动

意识

语言中心控制喉颈部肌肉

听觉中心接收耳朵里听觉神经的信号

视觉中心接收眼睛发出的视觉信号并处理所看见的东西

小脑（负责动作协调）

↑大脑皮层的不同部分处理来自感觉或发送到肌肉的神经信号。

大脑皮层的每个部分都被分成以下3个类别中的一种：感觉区将传感器和感觉器官输入的信号加以分析；运动区指示骨骼肌收缩和运动身体；联络区翻译输入的感觉和控制，如思维、创造和记忆等功能。

大脑的内部构造

大脑中除了"回"或"沟"，还有其他工作区域。例如丘脑和下丘脑、脑干，还有小脑，这些都是具有关键作用的"内部构造"。

丘脑和下丘脑位于左右半球之间，下面就是脑干。大脑每秒钟都要接收大量的感觉信息，丘脑负责将这些感觉信息传导给大脑皮层。同时它还要负责编辑和过滤输入的信息，以防大脑承载的信息超量或是"碰撞"。

丘脑下方的下丘脑同样至关重要，它是自主神经系统的控制中枢，神经系统的一束分支在体内或体外环境改变时自动控制着心率、血压、呼吸频率等。不仅如此，下丘脑同样监督着你是否饥饿或者口渴，让你体内的温度维持在一个稳定的水平，当我们睡足之后让我们醒来。

脑干包括中脑、脑桥和延髓，它为脊髓和脑更高部分之间携带信息的轴突提供了路径。脑干同样可以控制人生存必需的自主功能，例如睡眠。中脑是反射中枢，当我们周围发生变化时，它控制着人的眼睛和脑袋。脑桥在大脑的运动区和小脑之间传播信号。延髓调节心率、呼吸频率还有血压。

小脑位于脑桥和延髓后方，它被分为左叶和右叶。小脑可以保持身体平衡，让身体能够流畅、协调地运动。

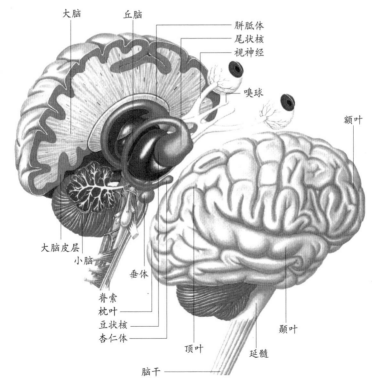

↑**人类大脑的构造**

感觉是怎么产生的

我们可以闻到味道、听到声音、触摸到温度，因为我们有感觉——听觉、视觉、嗅觉、味觉和触觉。

通过感觉感受器，我们才能与世界发生接触。不同的感觉感受器针对不同的刺激产生反应：眼睛里的光感受器对光线有反应，皮肤上的温度感受器对温度有反应，耳朵、皮肤和深层组织中的机械感受器在触摸、拉伸、压力或是振动下变形时它们就会有反应，而皮肤和深层组织中的痛觉感受器则对疼痛刺激有反应。

虽然人的感觉都是由感受器发出的反应，但是具体又有所不同。皮肤中的触觉感受器是感觉神经元末端被修饰的树突，而听觉、视觉、嗅觉和味觉的感受器又分别是不同的、专门的细胞。味觉感受器在舌头的味蕾上，嗅觉感受器位于鼻腔里，听觉和视觉感受器分别生长在专门的器官——耳朵和眼睛上。

振动波

我们知道，人之所以能听到声音，是因为声音会产生看不见的声波在空气中传播，然后我们的耳朵接收到了这些声波，传递给大脑，它们就被脑翻译为声音。

声波被耳廓收集并进入外耳道，外耳道的最内端是鼓膜。鼓膜后面是中耳，这是一个充气的空间，里面贯穿着3块听小骨形成的链，鼓膜和内耳入口处连接着一层叫作前庭窗的薄膜。

当鼓膜产生振动时，这些振动会被骨链放大并传递到前庭窗。听小骨为了保护脆弱的耳内部不被伤害，它会调整鼓膜传来的振动。

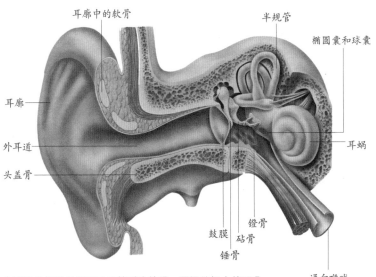

耳廓中的软骨

半规管

椭圆囊和球囊

耳廓

外耳道

头盖骨

耳蜗

鼓膜

镫骨

砧骨

锤骨

通向喉咙的咽鼓管

↑声波的振动沿着耳朵导管到达鼓膜，再沿着极小的耳朵骨头（骨质）到达耳蜗，耳蜗把它们转化成神经信号。在中耳和喉头之间的咽鼓管通过放进、放出空气来控制耳朵里面的气压，管道可以通过呵欠或吞咽来开放。

内耳道就像迷宫一样，它被膜包裹并被骨头围绕，还充满了淋巴液。内耳道的一条分支连接着半规管，这是保持我们器官平衡的装置。另一支也就是螺旋的耳蜗，则是负责探测声音的地方。

耳蜗的相邻处有3个半圆形的管：第一个从前庭窗开始延伸到螺旋的顶端。这一段与原路返回的第二根管连接，并于另一个前庭窗结束。这两根管

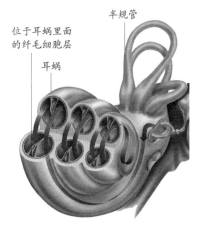

半规管

位于耳蜗里面的纤毛细胞层

耳蜗

↑耳蜗的蜗牛状螺旋内充满流体和一个Y字形的膜，用来运载微观听觉细胞。

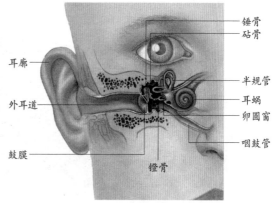

→耳的构造

人耳分为3部分：外耳、中耳和内耳。鼓膜在两端气压相同的情况下才能自由振动。空气通过和咽喉相连的咽鼓管到达鼓膜内侧，当咽喉因感冒等原因充血时，人的听力也会随之减弱。

锤骨
砧骨
半规管
耳蜗
卵圆窗
咽鼓管
耳廓
外耳道
鼓膜
镫骨

之间有一根独立的管，其中有负责将声音的振动转化为电流信号的感受器。

听到声音

声波到达耳朵时，前庭窗会来回运动，对耳蜗产生一波接一波的压力。负责感测声波的毛细胞可以检测到这些压力。这些毛细胞每个顶部的突起长度都不一样，最长的毛细胞的顶端被缠在拱形的胶质盖膜上，并与其他矮小的毛细胞通过微纤维相连。感觉神经元与毛细胞的基部相连，形成突触。

压力波使下层膜振动，毛细胞也随之动了起来，最长的毛细胞来回地弯曲。它们之间的纤维被这些运动带着拉伸，于是覆盖在它们上面的膜上的通道就被打开了。这一系列活动让神经递质分子经过突触释放到感觉神经元中，最终产生了信号并传递到脑。

不管是哪只耳朵传来的信号，都是沿着延髓、中脑和丘脑传播，一直传到脑两边的原始听觉区。在这里，大脑会辨别清楚声音的来源和强度。不同的音高可以被耳蜗特定位置上的细胞识别出。强度大的声音会让鼓膜产生更有力的振动，这导致毛细胞的处境变得艰难而很快被触发。在声音的方向被确定的一瞬间，耳朵会探测到声音。

听觉联络区与原始听觉区连接，脑通过这个部分辨别各种不同的声音。

语言的沟通功能

人类喜欢通过交谈来沟通，人们在与他人对话的时候，大脑正在进行一系列非常复杂的工作。

我们的"语言区"由运动性语言区（布洛卡区）和感觉性语言区（威尔尼克区）组成，它们都因 19 世纪发现它们的内科

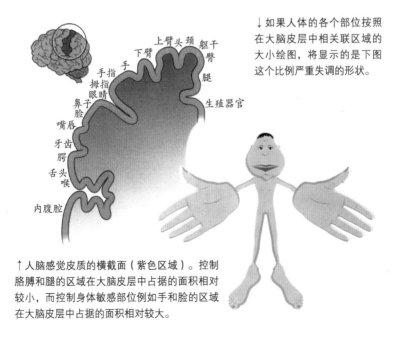

↓如果人体的各个部位按照在大脑皮层中相关联区域的大小绘图，将显示的是下图这个比例严重失调的形状。

↑人脑感觉皮质的横截面（紫色区域）。控制胳膊和腿的区域在大脑皮层中占据的面积相对较小，而控制身体敏感部位例如手和脸的区域在大脑皮层中占据的面积相对较大。

医生而得名，这两个语言区都在大脑左半球原始听觉区的两边。声音信号从耳朵进入，穿过丘脑到达听觉区。如果那些信号是"话语"而不是没有内容表达的声音，那么它就会传播到威尔尼克区，然后再传播到布洛卡区，在这里，把对接收的信息做出的恰当应答综合起来。

信号从这里再传到运动区，运动区负责控制发声的喉部肌肉和颌、嘴唇还有舌头，使它们能够组合成语言。

威尔尼克区还可以分析视觉区传来的信息，也就是说当一个人看到相关的文字时，信息会增强，你的理解也会更清楚。

眼睛的构造

当我们和他人交谈时，都会和人有眼神交流。眼睛不仅让人看到世界，还可以辅助表达情感。

眼睛对我们十分重要，因此要时刻记得保护它。眼睑负责保护眼球，使它免受损伤。眼睑后面就是巩膜，它是一层粗糙的白色保护膜。眼球前部围成一个窗户的是角膜，光线从这里进来。除此之外，眼球剩下的部分都被巩膜包围起来。

角膜后面是虹膜，它是带颜色的，负责控制穿过瞳孔以及到达上面的对光敏感的视网膜的光线数量。

我们的眼睛可以在各种光线条件下工作，虹膜的存在确保了人们在强光条件下不至于失明，或者在光线很弱的环境下不至于看不到。

瞳孔大小可以自动调节。在身体自主神经系统控制下，虹膜中的两套平滑肌纤维——放射肌纤维和环状肌纤维都绕着瞳孔中心转动。

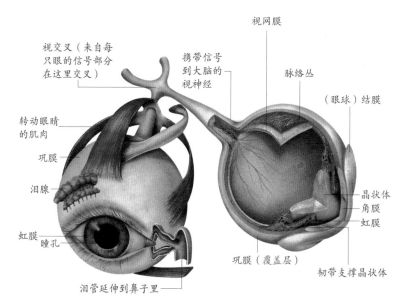

视网膜

视交叉（来自每只眼的信号部分在这里交叉）

携带信号到大脑的视神经

脉络丛

（眼球）结膜

转动眼睛的肌肉

巩膜

泪腺

虹膜

瞳孔

晶状体

角膜

虹膜

巩膜（覆盖层）

韧带支撑晶状体

泪管延伸到鼻子里

↑眼泪是在泪腺里制造的，并且从内部眼睑沿着泪管排进鼻子。眼睛里面是光敏衬里视网膜。

强光

强光到达视网膜，自主神经系统向环状肌纤维发出信号。环状肌纤维收缩，将瞳孔缩小并保护眼中脆弱的光线感受器。

弱光

没有太多光线的时候，自主神经系统引起虹膜中放射肌纤维的收缩。它们拉着瞳孔扩大，使尽可能多的光线进入。

看远处，看近处

眼球里有两个空间。前面的空间被房水充满，后面较大的空间则充满了像清澈的果冻质地的玻璃体。这两种液体在轻微的压力下，都被推向外面，形成了眼球的形状。

晶状体被两种液体之间悬韧带的细纤维直立固定住，睫状体的平滑肌也将它包围。晶状体负责从角膜处开始对光线的弯曲，然后在视网膜上投射出倒立的、鲜明的图像。

视网膜和巩膜之间有一层深色的脉络膜层，其中有血管负责为它们提供养料和氧气。

虽然聚焦的大部分工作都是角膜负责的，那些远处物体发射的平行光和近处物体发射的分散光，它却不会处理。而晶状体的功能则要强大得多。

远处

我们向远处看时，睫状体放松。外侧液体产生的压力将肌肉环扩张，然后悬韧带被拉动，晶状体变薄，对穿过它的光线的弯曲效果降低。

近处

我们看近处的物体时，睫状体奉命收缩。悬韧带放松，自带弹性的晶状体变胖，使穿过它的光线弯曲得更厉害，比它变薄时有更强大的聚焦能力。

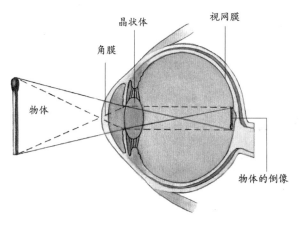

晶状体　　　视网膜

角膜

物体

物体的倒像

←视网膜成像

当外界物体的光线经过角膜和晶状体时，光线发生折射，物体的倒像落在视网膜上（感光胶片成像的过程与此相同）。脑部视觉皮层再次将物像倒置，所以我们最终看到的物体处于正常位置。

透明且有弹性

晶状体由专门的高度连锁的细胞构成，这些细胞长而窄且非常薄，它们失去了大部分内部构造却充满了晶状蛋白——这种特殊的蛋白质使得晶状体既透明又柔韧。同角膜一样，晶状体没有血液供应，这也保证了它的透明度。它的营养从玻璃体和房水中吸收。

视锥细胞和视杆细胞

视觉对人无比重要，人的视觉是如何工作的呢？

视网膜依靠视锥细胞和视杆细胞作为光感受器，将光线转变成信息。每只眼睛中有 1.2 亿个视杆细胞，它们能够在弱光环境下正常工作，主要负责外围视野和模糊的黑白图像。每只眼睛中约有 600 万个视锥细胞，它们则是能够在强光条件下正常工作，它们负责分辨颜色和提供更多细节。

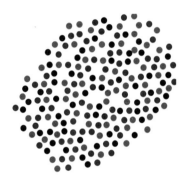

↑颜色的差异

当你在正常距离观看此图时，你可以清晰分辨出红点、蓝点和黑点。现在将书拿远一些，你会发现红点依然醒目，但是蓝点和黑点不太容易区分。因为视网膜上对蓝光敏感的锥状细胞分布较少，所以人眼不易分辨出远处的蓝色。

在视网膜的黄斑上分布着大部分视锥细胞，当人直视物体时，光线都落在这里。有 3 种视锥细胞可以分别感受红、蓝、绿三原色。它们混在一起，可以让我们看到所有颜色。

两种视觉细胞的最外端伸入一层深色的色素细胞中，在另一端神经元与它们相连形成突触。神经节细胞又与神经元形成

视神经　神经
细胞

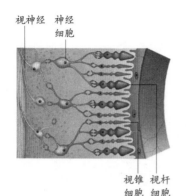

←视网膜由两种细胞构成——视杆细胞和视锥细胞。

视锥　视杆
细胞　细胞

突触，神经节的轴突聚集在一起，最终形成视神经。光线想要达到视锥细胞和视杆细胞，必须先要经过外面的这些障碍。

视锥细胞和视杆细胞都分为内外两部分，外部有一堆覆膜的圆盘，由视黄醛和视蛋白混合形成的视色素嵌在视网膜上。当圆盘接收到光线时，扭曲的视黄醛分子会从它所处的视蛋白上脱落下来。神经节细胞会得到一个电荷，然后膜两侧的电性就会发生改变，于是信号就被传到脑部。很快，视色素又会重新形成，为下一次做准备。在视锥细胞和视杆细胞顶端，每天都会有损耗后的圆盘被消除，它们的剩余成分则被色素层细胞回收利用。

从看见到认识

从我们眼睛看到，直到大脑识别出来，其实是个复杂的过程。

首先，我们的眼睛将外部的光线转化成信号，然后再由脑将信号转化为图像，这样，我们才算看见。

视网膜里的视锥细胞和视杆细胞产生的原始信号需要先穿过神经节细胞，这些细胞约有100万个。在这个过程中，一些弱的信号会被消除；而那些较强的信号经过视神经继续传到脑。这些视神经同样是由100万个轴突收拢形成的。

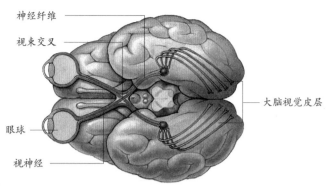

神经纤维

视束交叉

大脑视觉皮层

眼球

视神经

↑视束交叉

双眼的视神经汇集之处称为视束交叉。所有视神经在这里一分为二，左眼视神经的内半侧进入大脑右半球，右眼视神经的内半侧进入大脑左半球。双眼左侧视野的信息都进入左半球，双眼右侧视野的信息都进入右半球，这种构造有利于形成清晰的三维图像。

离开眼部后不久，每个视网膜内部的轴突先交叉。也就是说，左眼视网膜的信号被左视神经束带着，而右眼视网膜的信号则被右视神经束带着。由于晶状体在每个视网膜上的投影都是倒立的，所以视野中的右边部分影像被左视神经束携带，而左边的影像则被右视神经束携带。这些视神经束都会进入丘脑，

↓光线进入眼睛，穿过角膜和玻璃体时发生折射，但主要的聚焦发生在当睫状肌改变晶状体的形状让一个倒立的像聚焦到眼睛后部的视网膜上时。感光细胞在视网膜中央凹的密度最大，所以图像在中央凹最清晰。

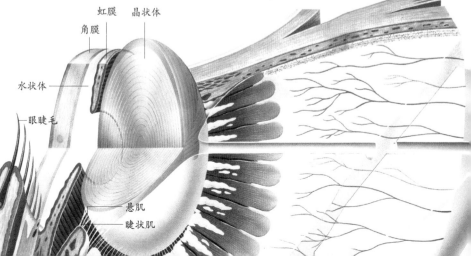

虹膜　晶状体

角膜

水状体

眼睫毛

悬肌

睫状肌

那里有一层特殊的神经细胞层，这些来自视网膜神经节细胞的信号将在这里被加工，并专注于探测运动或是颜色和形状。这些信号经过精炼之后，被送到原始视觉区。

知识档案

盲点

闭上左眼，盯着这个 ✕ 字。将书拿到一臂距离之外，然后将书拉近眼睛。当书移到一定位置时，你会发现圆点消失了，这是因为圆点聚焦落在了"盲点"上（盲点是视网膜内没有感光细胞分布的部分）。

视神经束中也有一些轴突不进入丘脑，它们直接进入中脑，它们携带的信号则负责控制眼的运动和瞳孔大小。

视网膜中的轴突在视盘相遇，然后一起离开眼球。视盘里既没有视锥细胞也没有视杆细胞，因此它无法探测光线，所以人们称之为盲点。在通常情况下，人们意识不到它的存在。因为两只眼睛会互相弥补对方遗漏的视觉信息，视觉皮层也会填补这个"缺口"。

看到东西

视觉区将眼睛传来的电信号，转换成立体的影像，是一项非常复杂的工作。而这项复杂的工作，被拆分成不同的项目，就容易完成多了。

有关颜色、形状和运动的信息分别由皮质中的不同部分来完成。这些任务都完成之后，所有的信息才会被拼在一起。

原始视觉区是产生图片的起点，来自丘脑视觉部分的一些神经元输入的信号都被这里的神经元接收了。当然，这些信息都是高质量的——它们并不只对光斑反应，还有一些对光带的颜色反应。

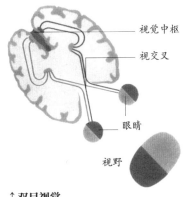

视觉中枢

视交叉

眼睛

视野

↑双目视觉

然后独立的信息流继续向前，到达第二次视觉区。原始视觉区中神经元的信号被这里的每个神经元都接收到，这样可以再一次提升信息的水平。现在，神经元可以应答像角落和边缘之类的东西。随着信息一次次穿过更高水平的视觉区，信息也越来越复杂。

视觉区的信号经过最初的处理之后，开始在大脑半球中相连的通路沿着左右两边分别继续行进。

大脑对接收到的视觉信息还需做出其他判断，譬如注意细节、将物体和背景分离、解释动作和物体的位置等等。大脑还能准确无误地分辨昏暗中的物体以及远处物体的颜色和形状。

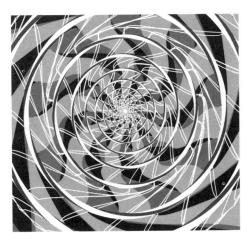

←螺旋陷阱

观察这个螺旋，你会发现你找不到它的中心。事实上，图中并没有螺旋，只有一系列的圆，但是大脑受到背景图案的误导，错误地将这些圆叠加在了一起。

神经束

大脑是我们人体的指挥中心，但是它又无法独立工作，大脑需要通过及时收到信息和发出指令来完成它的工作。而这些活动，需要依靠脊髓和神经来完成。

脑和脊髓一起构成了我们的中枢神经系统，而周围神经系统则负责中枢神经系统与身体各部分相连。中枢神经系统和周围神经系统构成了我们的神经系统。

脊髓在我们背后，向下延伸，它是接收信息或发送信息到全身各部分的信息管道。周围神经系统是一个密布全身的网，它的分支可以一直深入到最远的四肢。脑部发出的成对脑神经深入脑和脖子，而脊神经则经由脊髓两边散发出负责支配身体其他部分的神经。

每条神经都是由成千上万条平行的轴突组成的，它们会聚集成束，中间被大量脂肪填充，外面再被结缔组织牢牢包裹。

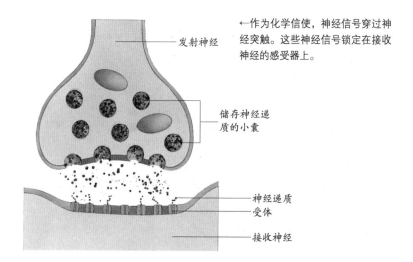

←作为化学信使，神经信号穿过神经突触。这些神经信号锁定在接收神经的感受器上。

发射神经

储存神经递质的小囊

神经递质

受体

接收神经

这种成束的结构既能够保护脆弱的轴突，又可以使神经在运动时弯曲。

大部分神经都有感觉神经元和运动神经元的轴突。感觉神经元负责将信号传达给中枢神经系统，运动神经元负责将信号反方向传播。两种神经元的外面包裹着髓鞘，这是一种由支持细胞构成的绝缘层。

两个支持细胞之间的小间隙就是节，轴突从中露出来。信号从一个节跳向另一个节，使它们的传递速度远远大于不绝缘的神经元。这个特征在信息要远程传递时是特别重要的。

脊髓的传导通路

脊髓的工作十分繁忙，它要负责接收并传递信号，携带信号进入、离开，还要负责组织在脊髓内的信息传递通路。

人体内除了脑部和颈部之外的所有神经，都要通过脊神经和脊髓相连。脊神经有两个脚，且十分短小。它的后脚将触觉、热觉和痛觉感受器的感觉信息传入脊髓，它的前脚则负责将运动信息带到身体合适的部位。

脊髓也有白质和灰质，不过脊白质在脊髓的外层，包围着"H"形的灰质内核。感觉神经元的轴突

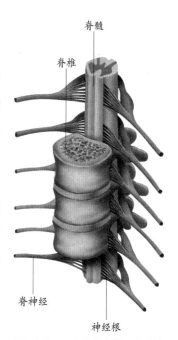

脊髓

脊椎

脊神经

神经根

↑通过脊髓，脑连接身体。脊髓从底端向下延伸至脊椎中。有31对神经从脊椎的两边延伸入身体。脊髓被保护在管道内——该管道通过脊椎中的一排洞形成。

既可以直接与灰质中的神经元形成突触，也可以通过白质与大脑或者其他神经元相连。那些输入脊髓的信号，通过它们到达目的地。

运动神经元的轴突将输出信号分配到各部分。脊髓灰质中的细胞既可以接收来自脑的指令，也可以经由相连的神经元接收感觉神经元输入的指令。

骨骼肌接收到运动神经带来的信号，于是产生收缩带动躯体运动。自主神经系统的运动神经元与心肌、平滑肌和各种腺体相连，控制着我们的自主活动，比如心率和瞳孔大小。

感受触摸

当一个人拿起一杯咖啡，他可以感受到咖啡的温度、杯子的质感和重量；当朋友向你走来，你会感受到他的脚步声、听到他说话的声音。一个人能有这么多感觉，是因为有一连串的

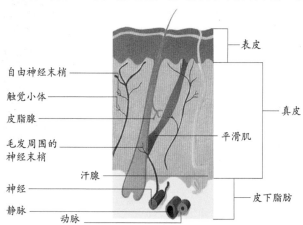

↑触觉感受器

真皮位于皮肤下层，真皮中的神经末梢负责收集温度、压力和质地等方面的信息，并且能感知疼痛。人的面部和指尖的触觉最灵敏。

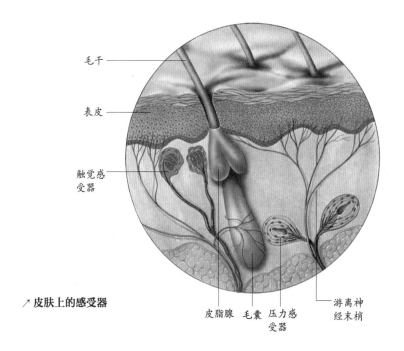

毛干

表皮

触觉感
受器

↗ **皮肤上的感受器**

皮脂腺　毛囊　压力感
受器

游离神
经末梢

感受器在我们的皮肤里，它们在受到刺激时会向你脑部的感觉区发出信号，这些信号随后就会被解码和"感知"。

有的受体可以感受重力，有的受体可以探测光线，有的受体在遇到冷或者热的时候被触发。

脑部接收到不同的感受器传达的信息之后，将这些信息翻译出来，于是我们就知道了关于自己正在触摸的物体的信息。当你拿到一个水果，你的手就会感知到它。

身体特定区域中的感受器的冲动信号都发送到感觉区。不过掌管身体的相应皮层的区域与它掌控的面积可不相关，舌头、嘴唇、手和手指头等占据了更多的感觉感受器，因此它们比膝盖的表现力要丰富很多。

神经系统的化学控制

神经系统并没有负责全部对机体的控制和信息传递。内分泌系统也可以通过向血液中释放化学激素来控制机体。一些具体的靶细胞的内部工作可以被激素改变，所以激素能够调节很多重要的过程，包括细胞代谢、生长、青春期和生殖，还有机体应对压力的反应。

虽然神经系统和内分泌系统有联系且相互影响，但它们的工作方式是完全不同的。神经系统通过紧密相连的网络将电信号以光速传递并会产生短期效应，而激素的作用时间要相对慢一些，但持续时间长。内分泌系统是由不同器官组成的，它们并没有在一起，而是散落在脑、颈和躯干。有些是专门的内分

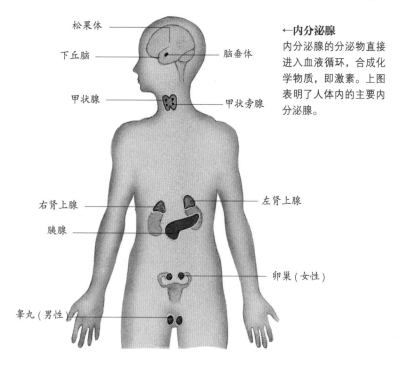

松果体

下丘脑

脑垂体

甲状腺

甲状旁腺

←内分泌腺
内分泌腺的分泌物直接进入血液循环，合成化学物质，即激素。上图表明了人体内的主要内分泌腺。

右肾上腺

左肾上腺

胰腺

卵巢（女性）

睾丸（男性）

泌腺，而另外的那些，例如下丘脑、胰腺、卵巢和睾丸等，它们只有一部分负责产生激素。

下丘脑：脑的一部分，释放的激素作用于垂体。

垂体：最重要的腺体，作用于其他内分泌腺。

甲状腺：控制新陈代谢和血钙浓度。

肾上腺：使身体准备好应对压力，并且辅助控制细胞的新陈代谢速率。

卵巢和睾丸：控制生殖。

松果体：控制体内的生物钟。

甲状旁腺：和甲状腺一起控制血钙浓度。

胸腺：儿童期（之后退化）在活化免疫系统中最重要。

胰腺：控制血液中葡萄糖的浓度。

功能强大的垂体

垂体的功能十分强大，它负责控制着内分泌系统，相当于激素的指挥。但是这个指挥受下丘脑控制，下丘脑就像垂体的上级。下丘脑中有不同的神经元簇，它们负责控制许多机体的活动，其中包括垂体释放激素。垂体分为前后两叶，前叶较大，后叶较小，通过垂体柄与下丘脑相连。

垂体大小和葡萄干差不多，它负责控制内分泌系统。它可以释放 8 种控制生长、生殖和其他方面的关键激素。

有 2 种激素是下丘脑产生的，就是催产素和抗利尿激素（ADH），根据需要由垂体后叶储存和释放。怀孕后期的子宫收缩是由催产素引起的，这可以使分娩过程开始，并让乳腺分泌母乳用来养育新的生命。当血液中的水分下降时，为了帮助身体锁住宝贵的水分，ADH 会让肾内尿液浓缩。

第 3 种激素是生长激素，它是由垂体前叶产生的，它可以通过刺激肌肉和骨骼中细胞的分裂和蛋白质的形成，进而促进身体生长。

第 4 种激素是催乳素，它可以在生产前后刺激乳腺分泌乳汁。

剩下的 4 种激素是由垂体前叶激素刺激其他内分泌器官释放的它们自己的激素。促甲状腺激素（TSH）提示甲状腺释放甲状腺素，用来控制机体细胞的新陈代谢速率。促肾上腺皮质激素（ACTH）则让肾上腺释放一些甾体激素，用以辅助控制新陈代谢，同时与压力斗争。

对于女性来说，卵泡刺激素（FSH）和黄体生成素（LH）在卵巢中起作用，引起卵细胞的成熟和释放以及分泌雌激素。对于男性来说，FSH 和 LH 则作用于睾丸，可以刺激产生精子和释放雄性激素睾丸酮。

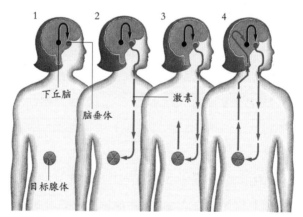

↑ **激素控制系统**

在一种激素激发细胞做出预期反应后，这种激素就会停止作用，直到人体再次需要这种激素。这个过程是这样实现的：下丘脑分泌的激素（图 1），激发脑垂体分泌某种激素（图 2）。脑垂体所分泌的激素通过血液循环到达目标腺体，激发目标腺体分泌另一种激素（图 3），血液循环再将这种激素运送到所需部位。此激素的一部分会到达下丘脑，使原先激发脑垂体的激素停止作用（图 4）。

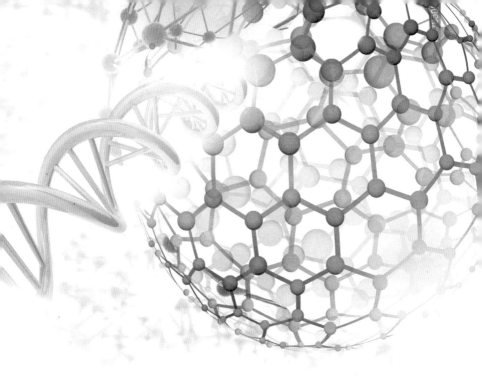

第五章 神奇的屏障

——身体的防御体系

我们的身体随时遭受着外界的侵袭，我们的衣食住行，都在被细菌、病菌和其他微生物包围，当它们侵入我们的身体时，难免会给身体带来伤害。

所以，为了应对这些无处不在的威胁，身体自身建立了相应的安全保障体系。最外层的皮肤将大多数病原体排斥在外，如果这些屏障被破坏之后，入侵者会被杀菌细胞四处寻找并消灭，同时内置的修复机构会修补伤口。体内的记录员记录下那些入侵者，以方便未来查阅或是更快地消灭它们。

人体的第一道屏障——皮肤

皮肤是人体最大的器官，同时也是人体防御系统的第一道防线，可以保护身体免受外界的侵害。皮肤不仅防水、抗菌，还可以自我修复，因此它是优良的防御工具。

皮肤共分为两层，外层是表皮，内层是真皮，真皮比表皮要厚一些，它们紧紧相连。在我们的手掌和指头还有脚底这些使用比较多的部位，表皮是最厚的。表皮上没有直接的血液供应，它们依赖于真皮的传递。真皮是一层可伸展的牢固的结缔组织，它有血管、神经末梢和汗腺。

外界会磨损表皮的表面，好在表皮的底层有非专门化的干细胞，它们形成了一条持续的生产线，可以将那些破损的细胞替换掉。这些细胞经过有丝分裂后，一些子细胞待在原地准备

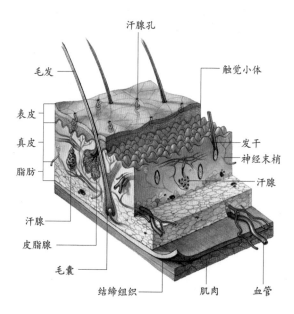

←**皮肤**

此图显示了构成皮肤的众多组织。成人的皮肤表面积约1.8平方米，质量将近3千克。

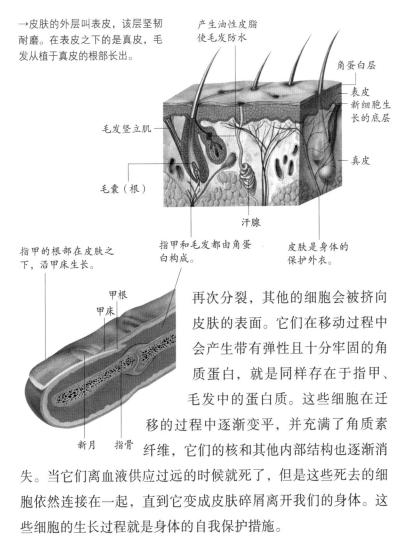

→皮肤的外层叫表皮，该层坚韧耐磨。在表皮之下的是真皮，毛发从植于真皮的根部长出。

产生油性皮脂使毛发防水

角蛋白层

表皮

新细胞生长的底层

真皮

毛发竖立肌

毛囊（根）

汗腺

指甲的根部在皮肤之下，沿甲床生长。

甲根
甲床

新月　指骨

指甲和毛发都由角蛋白构成。

皮肤是身体的保护外衣。

再次分裂，其他的细胞会被挤向皮肤的表面。它们在移动过程中会产生带有弹性且十分牢固的角质蛋白，就是同样存在于指甲、毛发中的蛋白质。这些细胞在迁移的过程中逐渐变平，并充满了角质素纤维，它们的核和其他内部结构也逐渐消失。当它们离血液供应过远的时候就死了，但是这些死去的细胞依然连接在一起，直到它变成皮肤碎屑离开我们的身体。这些细胞的生长过程就是身体的自我保护措施。

感知冷热

皮肤帮助身体将内部温度稳定在37℃左右。皮肤中的血管相当于一个散热器，而负责控制恒温的则是我们的下丘脑。

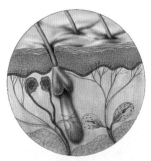

↑每根头发根部周围是皮脂腺，它分泌出一种自然油腻的物质，即皮脂。皮脂可以保持皮肤柔软并防水。

人体还有另一种控温机制，真皮中的汗腺会产生含有盐分的汗液。这些汗液经由毛孔到达皮肤表层，然后被挥发。汗液的主要成分是水，水在挥发过程中会带走热量，因此身体就凉下来。当外部环境寒冷时，皮肤中的血管就会缩窄，这时候汗液分泌变少，身体的热量散失减少，这样身体就暖和起来。

很多哺乳动物体表都有皮毛，这是它们保持温暖的工具，但是人体皮肤上的汗毛却没有类似的功效。人的汗毛连接着真皮中的触觉感受器，因此它们可以探测到落在皮肤上的外界刺激，以防身体受到损伤。

毛囊中长出汗毛，毛囊周围的油脂腺会分泌出油脂让毛囊不透水，这些油脂还可以帮助保持皮肤湿润。

在寒冷的环境中，毛囊被微小的肌肉拉住。当突然变冷，或者突然受到惊吓时，汗毛一直立，就产生了鸡皮疙瘩。

脆弱的平衡

如果你仔细观察，我们的皮肤并不是平整光滑的。皮肤表面不仅有汗腺和毛囊，还有没有完全脱离的皮肤碎屑，毛囊中伸出的毛干直立在皮肤上。

皮肤表面是一个十分优良的生态环境，温度、湿度合适，非常适合细菌的生长，于是，无数细菌与人和平共处。特别是在腋窝、腹股沟和脚指头之间这些潮湿的地方，以及汗腺孔和毛囊周围这些可以分泌营养的地方，都是细菌的天堂。

但是，皮肤又不那么符合细菌的需求。皮肤表面的碎屑会不断掉落，而且皮肤也太干燥了，它分泌的油脂和汗都是酸性的，而且汗液中含有杀菌或抑菌的化学成分。所以，这些条件限制了很多细菌在皮肤表面的生存。

由此可见，皮肤表面上虽然有很多细菌，但它们只是暂时留存的，处于动态平衡状态。皮肤会限制菌群生长，甚至会选择一种细菌对抗另一种。对人体有益的细菌会多占据空间，但是，当皮肤的保护层被破坏后，危险的病原菌就开始占据更多空间了。

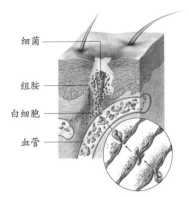

细菌

组胺

白细胞

血管

↑**伤口感染**
伤口受到细菌感染之后，人体细胞会释放一种叫作组胺的物质，组胺会引发炎症反应，并且包裹细菌。这时血管变粗，白细胞穿过血管壁到达组织杀死细菌。

伤口是如何愈合的

当你的皮肤流血之后，身体防御系统会很快注意到，它们立刻做出反应，首先是防止渗漏。血液流过伤口时，血液中的

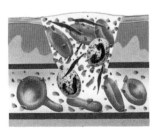
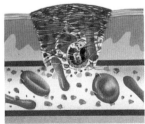

←血块封住血液渗流。血液化学纤维形成微纤维网。血小板帮助形成凝块，阻止红细胞渗流。

血小板就会聚集在那里，形成可以阻止部分血流的栓塞。血浆中的蛋白质被那些破损的组织和凝成块的血小板改变，转变为一团纤维蛋白，它可以阻挡血细胞，并形成凝块。随着形成的凝块越拉越紧，伤口的边缘被拉在一起，之后修复细胞过来将伤口填补好。当这些工作都完成后，凝块会被除去——它就是皮肤表面受伤后形成的痂——最终会掉落。

当血液在伤口凝固时，像嗜中性粒细胞和单核细胞这种特殊的白细胞，就开始行动了，它们负责消灭渗透过防御屏障的细菌。这些细胞不断地在血液中巡逻，寻找病毒细胞。当机体内像肥大细胞之类的细胞，它们释放的化学物质引起若干局部变化时，这些细胞又会聚集到损伤处。小动脉也会发生扩张，用来增加血流量，这样可以让受伤的地方得到更多养分。毛细血管也会变得十分容易渗透，让那些带着养分和氧气的液体渗入破损区域。

这一区域的白细胞收到信号以后，它们先黏附在毛细血管的内壁上，变成能够挤过毛细管壁中的空隙的长度。进入受伤区域以后，单核细

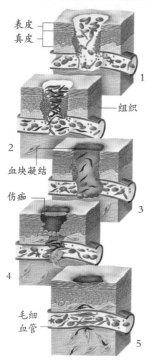

表皮
真皮

1

组织
2

血块凝结

伤痂
3

4

毛细
血管
5

新的结缔组织

血小板

红细胞

纤维蛋白原

纤维蛋白

合成血浆的原料

←伤口修复

本图展现了伤口愈合的过程。首先，血液中的血小板和红细胞与受损细胞中的纤维蛋白原结合，致使血液凝结。在接下来的几天内血块硬化结痂。新细胞形成之后，伤痂自动脱落。

↓细菌破坏细胞的过程

图1显示了细菌释放毒素的过程。毒素进入人体细胞后改变细胞的若干化学反应。在白喉症的例子中，毒素通过抑制蛋白质合成破坏心肌。

图2表明某些毒素能够使毛细血管中的血液凝结。细胞壁受损也会导致血液渗漏，引发脑膜炎的脑膜炎球菌即是一例。

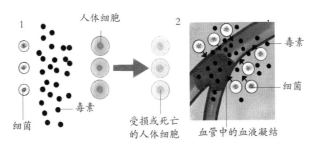

胞转变为更大和更饥饿的巨噬细胞。这个过程叫炎症反应，它会引起受伤部分的红、肿、热、痛。虽然人体变得不舒服，但是对于破坏病原体和修复组织来说，发炎是很必要的。

细菌与病毒

细菌是地球上存在的数量最大的生物，它们无处不在，每时每刻都在影响着我们的生活。

地球上的细菌种类繁多，大部分对人无害，有些还是有益

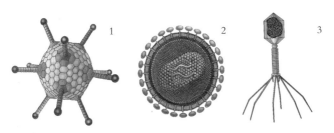

↑病毒的形态

病毒有多种多样的形态，上图显示了其中3种病毒的形态。腺病毒会感染喉咙和鼻子等部位，其特征是尖头构造，见图1；艾滋病病毒的表面覆盖着坚固的蛋白质，见图2；抗菌素是一种侵袭细菌的病毒，它的尾部是纤维，见图3。

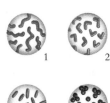

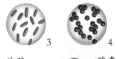

胞壁　　　　胞囊

推动细胞游动的"鞭毛"

↑细菌细胞

大多数细菌都有坚固的胞壁，胞壁包裹着遗传物质，但是细菌没有明显的细胞核。胞壁之外往往还裹着一层胞囊。一些细菌还有便于游动的"鞭毛"或"尾巴"。在显微镜下观察时可以看到每种细胞都有自己的特点，上图中的4种细菌分别是：引发梅毒的螺旋状菌（图1）；引发霍乱的弧菌（图2）；引发痢疾的杆菌（图3）；引发扁桃体炎的链状球菌（图4）。

细菌，也有一些细菌会让人致病，这些就是病原体。

细菌的构造和我们人体的细胞千差万别，虽然它们也有细胞膜、细胞质、核糖体和一个环状DNA，但是没有细胞核和其他内部结构。细菌的细胞膜外面有一层坚硬的胞壁。细菌细胞上有突出的"毛"，即菌毛，它能使病原菌附着在细胞上。

大部分病原菌利用释放干扰或破坏细胞的毒素，对细胞造成损害。当细菌在适宜的环境中生存下来后，它们会迅速复制自身的DNA并分裂成两个。

在理想状态下，如果一个细菌每20分钟分裂一次，那么24小时内它会产生数目庞大得惊人的子细胞。

不过对于我们人体来说，这种情况是不会发生的，当一个细菌入侵时，就有一个庞大而且饥饿的巨噬细胞在等待着消灭它。

巨噬细胞

巨噬细胞的工作就是消灭外来的入侵物。细菌在进入身体后，巨噬细胞上的受体可以检测到细菌的入侵。这时候，巨噬细胞就开始工作了。

当巨噬细胞表面上的受体探测到细菌表面的危险信号时，它

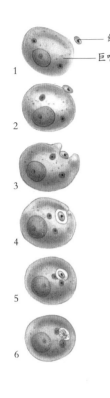

细菌

巨噬细胞

1

2

3

4

5

6

←巨噬细胞消灭细菌的过程

巨噬细胞是白细胞的一种，左图说明了巨噬细胞消灭侵入人体的有害细菌的过程。巨噬细胞首先吸附细菌，然后包裹细菌，并最终将其消灭。

们就黏附在细菌上。如果细菌外面已经被抗体蛋白包围，那么巨噬细胞就会黏附得更加坚固，这样更方便巨噬细胞消灭细菌。

巨噬细胞抓住细菌以后，会很快吞噬它，并将它包裹在从细胞膜上脱落下来的小囊里。当它在细胞质里运动的时候，小囊和溶酶体发生融合。这些酶可以只分解细菌而不消化巨噬细胞，那些没有消化的成分都从巨噬细胞排出，而开始的时候从细胞膜上脱落下的部分又重新回到它原来的地方。

淋巴系统的排除与防御

血液通过在血管中流动，将组织细胞需要的氧气和营养物质带给它们，并把它们代谢产生的废物带走。维持这种代谢过程，每天大约需要24升液体。当然，它们只是暂时从血液中离开进入体内，它们大部分还会通过毛细血管返回血液，不过也有3~4升会被排出来。

通过排出或者回收液体，维持血液正常的浓度和血量，这些重要的工作都由淋巴系统完成。

淋巴系统也是体内的一种传输网络，网络中最细的分支是毛细淋巴管，它们在毛细血管和组织细胞之间交织。

离心脏最远的毛细淋巴管末端是封闭的，淋巴管壁上的小垂悬物是为了保证组织液只能流进不能流出，所以它是单向的。这些过剩的液体被阻留在内部后成为淋巴液，它们的主要成分是血浆蛋白质、白细胞和脱落的碎片。由于周围骨骼肌的挤压作用，淋巴会顺着这个网络进入更宽的淋巴管中。上面的瓣膜可以防止液体回流。这些淋巴管汇在一起形成淋巴干，淋巴干再把淋巴液送入两个淋巴管中的一个，最终分别汇入左、右锁骨下静脉。

淋巴系统除了排除功能，还有防御功能。淋巴管上的淋巴结可以过滤掉淋巴液中的细菌或其他危险物，还能产生一种免疫系统细胞，也就是淋巴细胞。淋巴细胞遇到病原体时，就会去攻击它。

→淋巴系统

淋巴是一种在人体内循环流动的白色组织液，其中分布着大量的白细胞。当淋巴抵御感染时，它们会在淋巴结部位聚集，导致淋巴结肿大。淋巴结又称淋巴腺，当咽喉感染时，我们轻易就能够在脖子上摸到它。

淋巴管

淋巴结

抗体的抗击

　　入侵细菌到达淋巴结里，会遇到 B 细胞。如果病原体表面的抗原和 B 细胞表面的受体相匹配的话，受体和抗原就会结合在一起。然后，B 细胞就会把连接的病原体消灭，并将病原体的抗原呈现在表面上。

　　同时，皮肤上的树突状细胞也在进行着同样的工作，它追踪着同样的病原体并将其吞噬，然后将入侵者的抗原呈现在表面。这个细胞一旦进入淋巴结，它就将那些抗原递给可以辅助调节整个免疫系统的辅助 T 细胞。辅助 T 细胞被入侵者活化后，就开始迅速复制自身。

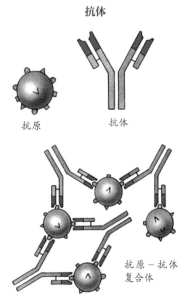

抗体

抗原　　　抗体

抗原－抗体复合体

　　一个活化的辅助 T 细胞会与一个被相同抗原激活的 B 细胞结合，并对它进行刺激。B 细胞会迅速分裂、分化，大部分分化为浆细胞，用来产生和分泌抗体分子。在一串进攻里，这些抗体分子连接着它们选择的病原体，在病原体上做好标记，等着巨噬细胞来消灭。

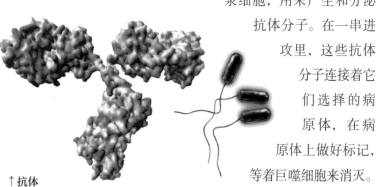

↑抗体

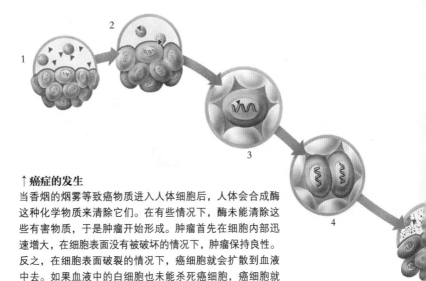

↑癌症的发生

当香烟的烟雾等致癌物质进入人体细胞后，人体会合成酶这种化学物质来清除它们。在有些情况下，酶未能清除这些有害物质，于是肿瘤开始形成。肿瘤首先在细胞内部迅速增大，在细胞表面没有被破坏的情况下，肿瘤保持良性。反之，在细胞表面破裂的情况下，癌细胞就会扩散到血液中去。如果血液中的白细胞也未能杀死癌细胞，癌细胞就会转移到远处组织，并形成新的肿瘤，见右图 1 ~ 8 阶段。

浆细胞存在时间不太长，它们的任务完成后就会死亡。但是 B 细胞的分裂、分化还产生了一系列记忆 B 细胞，它们专门负责记住敌人。当遇到特定的病原体时，它们就会产生浆细胞并提前进行消除。

癌症是如何发生的

癌症的种类很多，它们的共性就是都从正常的体细胞转化为异常细胞开始。这种转变是由细胞 DNA 中的一些突变引起的。这些突变往往随着时间积累，再被一系列因素触发，比如某种病毒、致癌物或者外界环境突然发生变化。虽然癌症细胞在表面有异常的标记，它们大部分会在对人体造成危害之前被杀伤 T 细胞或是 NK 细胞破坏，但是有一部分还是逃过了免疫系统的注意。

以黑色素细胞为例，当它由于太长时间在阳光下暴晒或是因为自发的原因，它开始发生改变，不再按照以前的规则继续生长了。那些负责控制黑色素细胞分裂和生长的基因发生了突变，使得细胞的增殖不可遏制。于是，形成了黑色素瘤，这就是恶性肿瘤的变化过程。

当肿瘤挤入真皮时，一些恶性细胞会进入毛细淋巴管和血管，当这些恶性细胞到达淋巴结后，它们会藏起来并进行增殖，于是肿瘤开始四处生长。

当黑色素细胞从原来的皮肤逃逸以后，它们经由血液来到了不被怀疑的组织，黑色素细胞会在那里从毛细血管壁中挤出去，进入组织中。它们在组织里迅速分裂，形成继发肿瘤。不久之后，黑色素细胞就开始大量消耗机体的资源。

病毒是如何被消灭的

病毒在细胞内可以自身成倍复制。想要消灭这些病毒，就需要杀伤 T 细胞搜寻和破坏被感染的体细胞。

杀伤 T 细胞和辅助 T 细胞会在我们体内的血液和淋巴中不断地搜索，并进入有感染迹象的组织中。在其他地方，对于那些与宿主细胞内的病毒相同的自由病毒，巨噬细胞就可以消灭它们，使它们的抗原在表面暴露出来。

细胞膜表面有辅助 T 细胞与巨噬细胞相连，并处于"开启"状态。它不断重复分裂，分裂出的细胞释放的化学物质激活了相连的杀伤 T 细胞。杀伤 T 细胞也开始迅速分裂，它产生的子细胞可以搜索和破坏其他被相同病毒感染的体细胞。重复分裂产生的辅助细胞及杀伤细胞也会成为记忆 T 细胞，在病毒再次入侵时它们也会起作用。

辅助 T 细胞同样可以刺激其他淋巴细胞如 NK 细胞，它们和杀伤 T 细胞的杀敌方式是一样的，只不过它们是无差别攻击。

当杀伤 T 细胞和它们的目标连接上以后，T 细胞膜与含有穿孔素颗粒的膜囊融为一体，然后在两个细胞之间释放它们的内容物。随后，杀伤 T 细胞分离出来，它要去寻找更多带有病毒的细胞，而穿孔素颗粒则会在感染的细胞膜上穿出孔洞。这样就可以导致水分涌入，最终使细胞肿胀、破裂并死亡。

免疫系统的过度反应

免疫系统作为人体的防御系统，不仅防御了病毒，有时候也会触发人体对一些完全无害的外来物的反应，这就是过敏。

哮喘就是一种过敏反应，它是由空气中的小微粒引起的。

当人体吸入花粉或者比较大的微粒后，如果呼吸系统没有过滤掉，这些微粒进入身体以后就会被巨噬细胞吞噬，暴露在它们的细胞膜上，这些入侵者被作为抗原呈递给辅助 T 细胞。由于这些抗原太微不足道了，所以大部分人的辅助 T 细胞都会"忽略"它们。

而哮喘患者的免疫系统，就是将这些抗原当成了过敏原。一个活化的辅助 T 细胞刺激一个 B 细胞增殖成能够释放抗体的浆细胞。这些抗体连接到支气管和细支气管壁上肥大细胞的表面，这时候，它被抗原活化了，就会做出反应。

这个抗原第二次被敏感体质的人吸入时，它会连接到相应

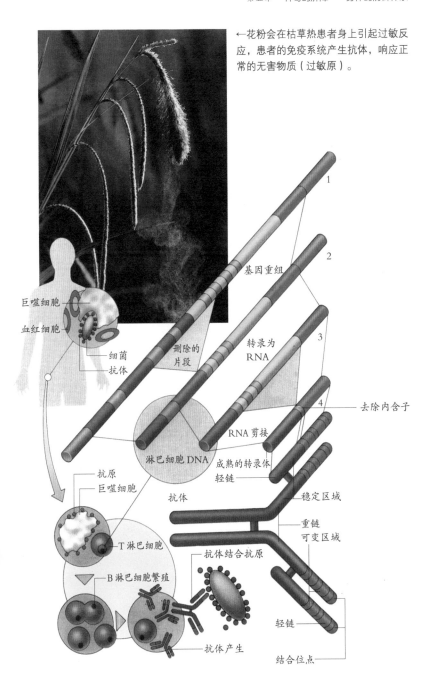

←花粉会在枯草热患者身上引起过敏反应，患者的免疫系统产生抗体，响应正常的无害物质（过敏原）。

巨噬细胞

血红细胞

细菌

抗体

1

2

基因重组

删除的片段

转录为RNA

3

4

去除内含子

RNA剪接

淋巴细胞DNA

成熟的转录体

轻链

抗原

巨噬细胞

抗体

稳定区域

重链可变区域

T淋巴细胞

B淋巴细胞繁殖

抗体结合抗原

轻链

抗体产生

结合位点

的肥大细胞表面的抗体上。肥大细胞感受到了攻击，于是释放出组胺和其他化学物质，于是出现了过敏反应。这些反应就导致人体出现喘息、胸闷、呼吸急促等症状。

疫苗的作用原理

当机体第一次被病原体入侵时，免疫系统探测到了病原体。幼稚 B 细胞要想做出反应需要花几天时间，也就是一级反应，还要对病原体释放抗体。在这次病毒袭击中，我们的身体也许会出现发炎的症状。但是，当病原体再次入侵时，免疫系统已经有了相应的记忆，直接进入二级反应。于是，免疫系统会迅速对病原体做出反应，人体因此获得对这个疾病的免疫。

但是，这个途径只是人体免疫反应的一种方式。对于那些进攻迅猛的病原体，免疫系统的一级反应太微弱了，特别是对儿童和老年人来说，其根本起不到什么作用。还好有了疫苗，很多病毒的威胁就小多了。

接种疫苗的原理是基于免疫系统对抗原的二级反应要比一级反应更快和更剧烈。先通过疫苗操纵一次可控的不会伤害身体的免疫应答，疫苗是含有被减活或是已死亡的但仍可刺激免疫系统的病原体的液体，里面的抗原不会致病。

疫苗被注入体内后，灭活的病原体被传递到淋巴结，并被与它匹配的幼稚 B 细胞识别和连接。这个 B 细胞被辅助 T 细胞活化后，它会增殖形成浆细胞产生抗体。B 细胞活化时同样会产生记忆 B 细胞，当"真实"的病原体侵入机体时，免疫系统已经做好准备。这就是疫苗作用的原理。

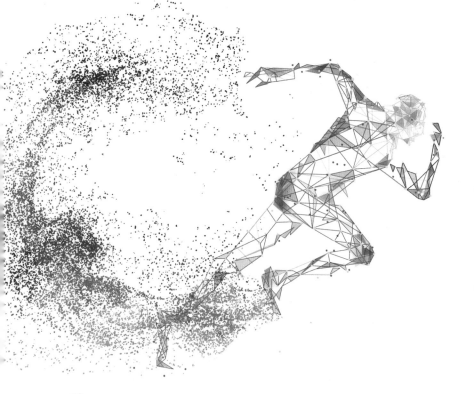

 第六章　**让身体动起来**
　　　　　　——精妙的运动系统

　　人的一切活动都是在运动，不管是吃饭、穿衣，还是走路、坐车，或者是我们认为的运动。

　　我们所有的运动都需要两个基本部分——骨骼和肌肉之间的相互协调。接收了来自神经系统的信号之后，肌肉缩短并继续拉紧从而改变一块或是多块骨头的位置。这个基本顺序存在于我们做出的每个动作中，并且常常是不假思索地完成的。多亏了精密的时序控制和敏锐的调节，我们才可以在舞池中自信地翩翩起舞，或只是将书翻到下一页。

骨骼的构成

由于我们平时看到的骨骼都是标本、模型，或者食材的样子，所以人们总有一种误解，骨骼是疏松而干燥的。这种想法当然是错误的，骨骼和人体其他器官一样，都有血管和淋巴管的供给，是生命活动的支撑。

胶原纤维是构成骨骼必需的材料，它占骨骼成分的 1/3，胶原纤维可以让骨骼保持柔韧性和对张力的抵抗力。骨骼剩余 2/3 的成分是无机盐，主要是磷酸钙，它可以使骨骼坚硬。两种成分伴随着骨骼的生长交织在一起。它们为了既可以控制身体的重量，又能为身体提供最大

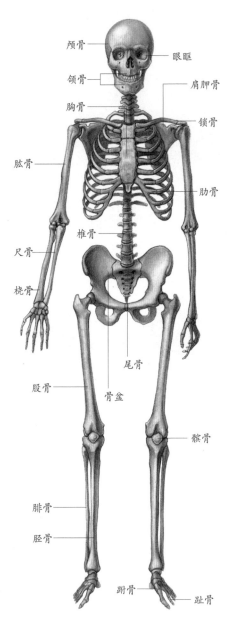

↗ **骨骼**

上图标明了组成人体支架的主要骨骼。有一些骨头因为太微小，所以没有在图中标出，例如中耳处的 3 块骨头和支撑舌部肌肉的舌骨。

颅骨
眼眶
颌骨
肩胛骨
胸骨
锁骨
肱骨
肋骨
椎骨
尺骨
桡骨
尾骨
股骨
骨盆
髌骨
腓骨
胫骨
跗骨
趾骨

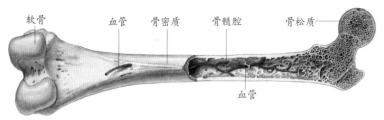

软骨　　血管　骨密质　　骨髓腔　　　骨松质

血管

↑骨的构造
骨是一种特殊的结缔组织。它并非是实心的，而是具有一个中空的骨髓腔，骨髓里每天会生成几百万个红细胞。从上图中的股骨构造可以看出，骨的外层是坚硬密实的骨密质，内部则是比重较轻的骨松质，血管和神经通过外层的管道进入中空的骨髓腔。

的力量，便以一种科学的方式结合在一起，那就是外面是一层致密的骨密质，里面包围着分量较轻的骨松质内核。

骨密质是除了牙釉质之外最坚硬的身体组织，它被富含血管的骨膜保护着。骨密质是由骨单位构成的，这是一种微小的、平行承重的柱子，它由很多同心圆层构成，每个骨单位中间都有血管和神经。胶原纤维从对角穿过同心圆层，然后在两层之间改变方向，这种结构可以抵抗扭曲产生的力。在同心圆层之间有可以修补骨骼的骨细胞。每个骨细胞在自己的小空间里，它们与其他骨细胞通过缝隙连接传递氧气、养料和代谢废物。

骨单位大部分都是沿着骨的纵轴排列的，这样能增加骨的强度。骨松质的构成成分是大量相互交织排列的骨小梁，它的内部充满了储存脂肪的黄骨髓或者具有造血功能的红骨髓。

骨骼的重建

人体的骨骼到 20 岁就不再生长了，但是不再生长不等于一直保持原状。所以，在我们不断的活动中，骨骼由于承受的负担而做出调整，这个过程就是重建。

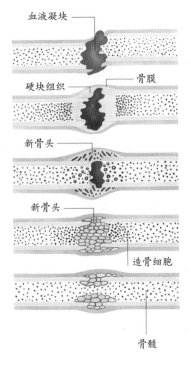

血液凝块

骨膜

硬块组织

新骨头

新骨头

造骨细胞

骨髓

←骨头愈合

人体发生骨折后，其周围血液凝结，形成硬块组织。硬块组织是新的骨组织，其外表和骨头类似，但是十分脆弱。硬块组织包裹骨折处，所以骨头在 X 射线扫描下显得肿大。在造骨细胞作用下，硬块组织转变为骨头。骨头逐渐硬化成形，几周之后，肿胀状况消失。骨折通常在 4～6 周后愈合。

　　人体有两种骨骼细胞——破骨细胞和成骨细胞。它们由于压力和张力的作用，会改变所需部位骨骼的形状和结构。

　　当破骨细胞挤向骨骼深处时，其他细胞迅速占据了它形成的管道，于是破骨细胞沉淀形成新的骨组织。在这个过程中，被掩埋的那些细胞成为形成新的骨组织的骨细胞。毛细血管分支会随着进程的深入，伸入管道将氧气和营养带给里面的细胞。

　　骨骼要在哪里重建？这是由肌肉拉伸、重力和体重产生的拉力和张力共同决定的。但除此之外还有一个途径，那就是通过控制破骨细胞和成骨细胞的活性以控制血液中钙的含量。

　　钙离子在机体很多生理过程中都是必需的，99% 的钙离子都储存在骨骼中。当血钙含量降低时，破骨细胞的活性会被甲状旁腺释放的激素 PTH 所激活；而当血钙含量上升时，破骨细胞则会被甲状腺释放的降钙素所抑制，并形成新的骨骼。

肌肉的结构

我们身体的活动离不开肌肉，肌肉无处不在，它大约占我们身体一半的重量。包括我们骨骼上的肉，大部分都是肌肉。肌肉的形状大小各异，功能也不同，它们可根据指令收缩和拉伸，然后还可以恢复正常长度。

每条骨骼肌都是由一捆肌束组成的，而每捆肌束是由纤维细胞构成的，这些细胞有着特殊的构造从而可以保证最大拉力。每条肌纤维中都挤入平行的杆状肌原纤维，每一条都有平行的丝状结构。

肌球蛋白组成粗一点的丝，肌动蛋白组成细一点的丝。肌动蛋白和肌球蛋白相互作用使肌肉收缩，但这种收缩可不是自发作用。

每条肌原纤维中的丝都被编入肌小节中。每条纤维都通过

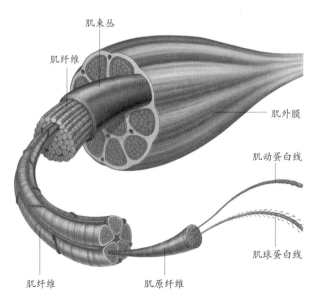

肌束丛

肌纤维

肌外膜

肌动蛋白线

肌球蛋白线

肌纤维　　　肌原纤维

←肌肉是一捆捆的肌纤维，肌纤维每根的厚度与头发大致相同。每根肌纤维由更细的肌原纤维构成，肌原纤维包含无数缕的肌动蛋白和肌球蛋白。这些蛋白质滑过彼此，使肌肉收缩。

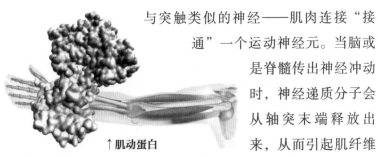

与突触类似的神经——肌肉连接"接通"一个运动神经元。当脑或是脊髓传出神经冲动时，神经递质分子会从轴突末端释放出来，从而引起肌纤维

↑肌动蛋白

膜上电性的变化。电性变化的传递，产生了肌动蛋白和肌球蛋白的相互作用。

肌肉的紧张与放松

一个肌球蛋白分子的形状就像一根豆芽，200 个肌球蛋白分子可以形成一个粗丝。如果它没有被原肌球蛋白挡住的话，每个分子的两个头都可以与细肌动蛋白丝相连。

哪怕当一块肌肉放松时，每个肌球蛋白的头部都会被 ATP 降解为 ADP 和磷酸的过程释放出的能量活化，这些能量会让肌球蛋白的头保持在直立状态。

当神经冲动通知一个肌纤维收缩时，钙离子被释放出来。它们连接上了原肌球蛋白的特殊位点，将整条链移向一边，并将连接位点暴露出来。这时候，这些活化的肌球蛋白的头都形成一个到达肌动蛋白丝的横桥。

肌球蛋白的头部形状改变之后，它们向肌小节中部弯曲，并拉动连接着的肌动蛋白丝。随后，肌球蛋白头部释放 ADP 和磷酸而被回收。

整个转变完成后，在肌球蛋白头部会有一个新的 ATP 分子连接，在肌动蛋白上的连接随之被放开，横桥也就拆除了。

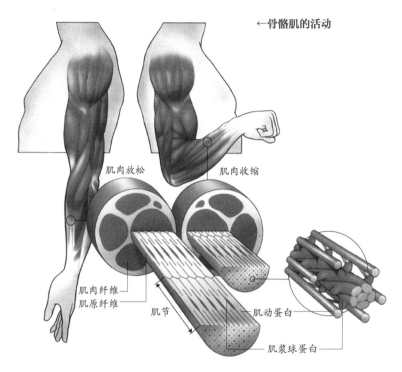

←骨骼肌的活动

肌肉放松

肌肉收缩

肌肉纤维
肌原纤维

肌节

肌动蛋白

肌浆球蛋白

ATP 又被分解成 ADP 和磷酸，肌球蛋白的头部再次被活化。它现在准备连接在下一个位点上，沿着肌动蛋白丝的"脚步"继续下去。

　　横桥不断被搭建和拆除，导致肌小节变短并带动肌肉收缩。神经冲动停止后，钙离子也移走了，连接位点再次被原肌球蛋白挡住，肌肉放松。

肌肉与运动

　　关节就是骨骼相连的地方。关节可以提供一定的稳定性，还可以减少一块骨头移向另一块时的摩擦，防止破碎和撕裂。

　　关节囊决定了这个关节的稳定性，它将每个关节包裹起来，并将骨头结合在一起。大部分关节囊由韧带加固，因为韧带作为一种结缔组织，它富含胶原纤维，可以起到很好的加固作用。

关节里的骨骼末端被一层特殊的光滑软骨覆盖，还有一个狭窄的空隙将骨骼之间隔开。周围的囊被覆的一层膜可以向腔内分泌滑液。这些液体十分黏稠，它们能让软骨更光滑。在不运动的时候，液体会渗透进入软骨，而当你运动时，滑液又会像海绵中的水一样被挤出来，用来润滑光滑的软骨表面。

那些跨越关节的肌肉还有负责移动骨骼的作用。肌肉外面还有肌腱，这是一些被胶原加固得很牢的伸长部分。肌肉通过腱被固定在骨骼上。当肌肉发生收缩时，腱会变短变宽，从而能够拉动它连接的任何东西。上肢的肱二头肌舒张，穿过肘关节插入前臂的一根骨头。当上臂保持原位时，肱二头肌收缩可以带动前臂。由于肌肉只能牵拉，肱二头肌的活动必须被相对的肌肉抵消，与之相对的就是肱三头肌。肱三头肌收缩时肱二头肌舒张，于是胳膊就伸直了。

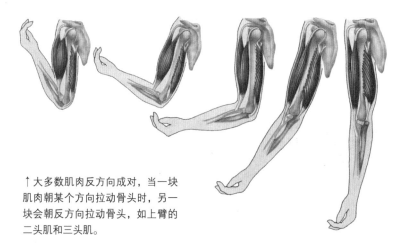

↑大多数肌肉反方向成对，当一块肌肉朝某个方向拉动骨头时，另一块会朝反方向拉动骨头，如上臂的二头肌和三头肌。

脊柱

脊柱是我们身体的支柱，它位于背部正中间，上面连接颅骨，下面连着尾骨。脊柱由 26 块椎骨经由椎间盘、韧带和关节连接而成。脊柱并不是直的，它上面有不同椎骨形成的 4 个生理性弯曲：支撑头部和颈部的颈椎、和肋骨连接的胸椎、承受着身体大部分重量的腰椎、连在骨盆的脊柱上的骶骨。除此之外，还有我们的小尾骨。

这 4 个弯曲可以调整脊柱的姿势，还可以平衡头部、躯干和腿部之间的重量。

我们的椎骨包括 7 块颈椎、12 块胸椎、5 块腰椎、5 块骶椎融合构成的一块骶骨、3 ~ 4 块尾椎融合构成的一块尾骨。虽然各个椎骨的大小略有不同，但是每一块都有一个椎体和椎弓。大部分椎骨之间都有椎间盘，它可以起到缓冲作用。椎间盘是一种软骨盘，它外部加固而中部湿软，使椎骨之间可以产生有限的运动。椎弓上连锁的突控制着相邻椎骨的运动。突之间软骨覆盖的盘浸在滑液中，因此可以减小摩擦。

所有部分都被韧带连在一起，韧带能防止它们在一个方向运动过多。韧带在脊柱的前后和突之间穿过，和连在这些突上的背部肌肉可以加固腱并产生运动。

我们的头部

颅骨是由 23 块骨骼组成的（6 块听小骨未计入其中），它由脊柱顶端的寰椎支撑着。除下颌骨外，其他颅骨在我们儿童时期就连在一起了，到成人之后，它们变得更加坚固。颅骨上布满了可供神经和血管穿过的小孔，但是脑和脊髓是利用脊髓孔来相连的。

颅骨主要分为两部分。一部分是由 8 块颅骨构成的脑颅。它弯曲的顶部由 4 块弯曲的薄片和 2 块颞骨组成。前额是额骨形成的；脑颅的边缘和顶端是由 2 块顶骨和颞骨一起构成的；后部和底部是枕骨形成的。脊髓通过枕骨的开口进入颅腔。蝶骨在颅底中央，蝶骨中部的前方是筛骨。

另一部分是由 15 块骨头构成的面部。脸颊的轮廓是由 2 块颧骨构成的。上颌骨是由 2 块融合的颌骨构成的，上颌骨和下颌骨上面都嵌有一排牙齿。其余的面部骨头和颅骨一起构成鼻腔和眼窝，这些骨头上附着的小肌肉可以带动皮肤做出精准而细微的表情。

灵活的上肢

人体最灵活的关节是肩部，但是它很不稳固。肩部的结构很复杂，肱骨的球状末端伸入肩胛骨的浅杯中，肩胛骨与锁骨共同构成上肢带骨，将胳膊与躯干部分连在一起。

一般情况下，肩部在运动时不需要承受身体重量，所以上肢带骨

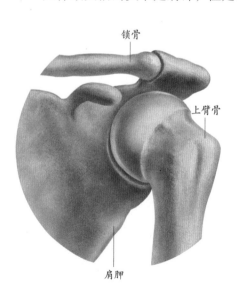

锁骨

上臂骨

肩胛

←肩膀膀臂骨头的球形末端接入肩胛骨和锁骨，从而形成一个杯子样的插口。

很轻，不需要像下肢带骨那样结实和坚硬。锁骨是连在骨架的主轴上的，而两片肩胛骨则可以自由移动，也有相应的肌肉在合适的位置控制它们。

各种肌腱和韧带从肩关节穿过，从而使它更稳固。3个不太坚固的韧带负责加固关节周围的囊，而更加牢固的上部韧带则承受着胳膊的一些重量。共有9条肌肉经上肢带骨进入肱骨，它们使得关节更加稳定牢固。

坚实的下肢

当你摸自己后腰，会摸到身体里有一对很硬的骨骼，这就是我们的髋关节。它十分强大而牢固，因为它要承受身体上半部的重量，并把这些重量转移给腿部，以此来平衡体重。

髋部就是我们日常所说的骨盆，它是由2块髋骨、骶骨和尾骨构成的。髋骨是由3块融合在一起的骨头构成的，髋骨几乎无法运动。在前端，髋骨由软骨关节连接；在后面，它们通过滑膜连接和骶骨上部连在一起。

除了连接脊柱和腿，髋骨还给不同的肌肉提供了可以固定的位置。同样，它还支持和保护着里面包围的器官，比如膀胱。骨盆下部还有一层开口的厚肌肉层，可以防止骨盆包围的器官下沉和掉出。

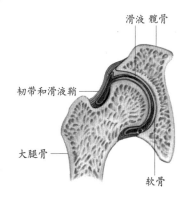

滑液　髋骨

韧带和滑液鞘

大腿骨

软骨

→髋关节是杵臼关节，能够承受磨损和撕裂。当软骨缓冲的层破碎时，可以用一种特殊塑料制成的人工关节代替。

不论是髋部还是大腿，它们想要支撑身体就需要力量。而这些力量则来自连接它们的肌肉、肌腱和韧带。髋骨与大腿的连接被韧带和肌肉包围和加固，才能让它们承受身体的重量。髋关节虽然灵活度十分有限，但是这恰好可以让我们在站立、走路、跑步和跳跃时，身体更加稳固。

骨盆上锚着一些强有力的肌肉，这些肌肉还可以抵达股骨和更远处。

骨盆前面的髂腰肌让腿在臀部可以产生弯曲，而股四头肌则能够牵拉着胫骨，使腿能够伸直。臀大肌是人体最大的肌肉，它在我们从座位上站起来或是爬山时，让我们能够向上抬腿，而腿后肌群既能让腿在臀部伸直，也能让腿在膝部弯曲。

臀部的另一个重要功能在女性身体上体现得更为明显，当女性分娩时，为了让婴儿从母体生出来，女性的骨盆可以为婴儿提供一个更大的开口。

灵活的膝关节

膝盖是我们身体最重要的关节，不论是我们走路、跑步，还是站起来、坐下，都需要膝盖的帮助。股骨与胫骨形成连接，它们之间有一个"C"形软骨环，可以有效避免股骨与股骨之间面对面地滑动。股骨和膝盖骨之间还有另一种关节，在运动时这块小骨头会滑过股骨头，并有助于保护膝关节。

韧带可以有效提升力量和保持稳定性。髌韧带是腿部肌肉的延续部分，它可以让膝盖更加牢固。在不完整的关节囊中，其他外部的韧带负责填充空间，并让膝盖保持正确的弯曲方向。膝关节内有防止股骨和胫骨的表面前后滑动的十字形韧带，那

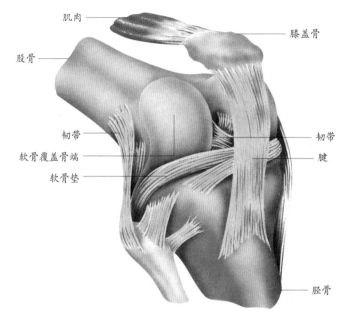

肌肉

膝盖骨

股骨

韧带

韧带

软骨覆盖骨端

腱

软骨垫

胫骨

↑膝盖关节的不同部分需共同努力，才能使人自由行动。

些穿过膝关节的肌腱也可以帮助加固膝盖。

膝关节还有一个非常节能的特点，当一个人站起来时，身体的重量都会压在膝盖上，股骨相对胫骨开始向内扭转，韧带被拉紧，"C"形软骨环也被压紧。这种结构帮膝盖形成一种刚性结构，并且产生稳固的支持力。现在我们不用费太多能量去收缩肌肉就可以站起来。

并不简单的走路

人学会走路之后，似乎走路就变得理所当然。只需要大脑的精密运转，我们就会走得四平八稳，不会摔倒。当身体向前倾时，我们根本不需要思考，就会本能地迈出一条腿来支撑自己，这是走路的第一步。

其实我们的走路分两部分。第一部分是摆动，当一只脚落在地上而另一只脚摆过时；第二部分是双脚支撑，就是两只脚同时在地面的那一刻，这就是我们的起点。

当髋关节屈肌将一条腿向前拉时，也就是我们通常认为的这条腿在向前迈步，另一条腿则变得僵硬，此时它的脚成为新

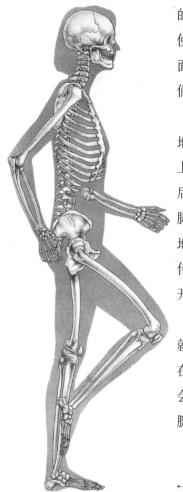

的后脚。这条腿的股四头肌收缩，使腿在摆动时保持伸直，而小腿前面的胫肌让脚和趾头抬起，防止它们在地面上拖太久。

人在走路时，当一只脚落在地面后，另一只暂时在后面的脚马上就要离地了。腿后肌群将大腿向后拉，并弯曲膝盖，腓肠肌发力使脚朝下，因此我们走路时以脚尖着地，脚后跟离开地面。肌肉的力量传过跖骨，让它离开地面，最后离开地面的是我们的脚趾。

当摆动频率变快时，这种行动就不再是走路，而是变成了跑步。在这个过程中的某些时刻，两只脚会同时离地，这样使得腿处于依靠腱的弹性呈单高跷状态。

←人在走路时，骨骼的活动示意。

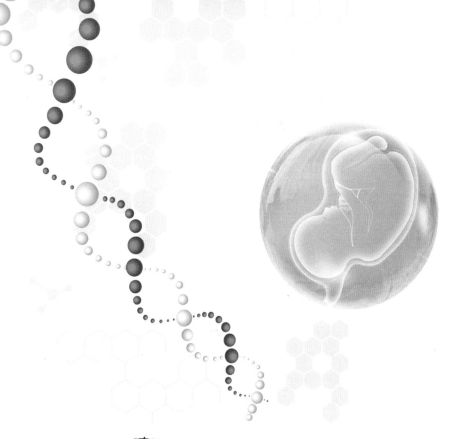

第七章　了不起的生命

　　人类以同样的方式走过一生，从孩童到少年，再从青年到中年到老年，最后不可避免地面对死亡——但不是灭绝。虽然正常的个体寿命是有限的，但繁殖是我们物种延续的保证。两个细胞——分别来自父母中的一方——融合在一起产生几万个独特的、以前从未见过的子代细胞。如此，当一代人落幕时下一代已经准备就绪。

男女生殖系统的不同

人从性别上分为男性和女性，人的性别是由生殖系统决定的。在十几岁青春期激素刺激之前，这两种性别都处于休眠状态。

虽然男女的生殖系统各不相同，但是两种生殖细胞结合在一起产生了婴儿。

女性在更年期之前，她的生殖系统可以释放卵细胞；男性的生殖系统则不受更年期影响，男性一生都可以产生精子。

女性生殖器官主要都在体内，包括一对卵巢和输卵管，一个子宫和一个阴道，外部的生殖器官就是外阴，上面有起保护作用的皱襞——阴唇。

男性生殖系统也是有体内和体外两部分，体外是一个包含两个睾丸的阴囊和一个阴茎，体内则是一个与睾丸和阴茎相连的输精管和前列腺的系统。

男性生殖系统与泌尿系统共用同一个管道，精子最终的出口是位于阴茎的尿道口。

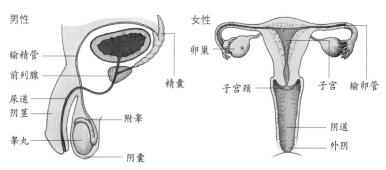

↑ **生殖器官**

左图是男性生殖器官的侧面图，右图是女性生殖器官的正面图。

染色体

我们的体细胞核中都有 46 条染色体，它们一半来自母方，一半来自父方。来自母方的 23 条染色体中每一条都有一条与父方相似的染色体组成一对。这一对就是同源染色体，它们带着控制身体相同特征的基因，不过它们可不一定表征出相同的特征。

机体在产生生殖细胞时，会将染色体打乱，重新调整基因组合，这样可以增加生存的概率。这就需要一种特殊的细胞分裂方式，也就是减数分裂。减数分裂只发生在卵巢或是睾丸里。有丝分裂会产生 2 个相同的子细胞，而减数分裂则会形成 4 个不同的生殖细胞，它们只有一半与"双亲"保持一致。

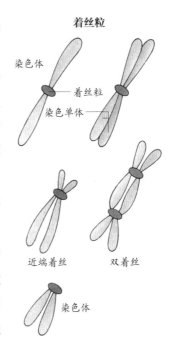

着丝粒

染色体

着丝粒

染色单体

近端着丝   双着丝

染色体

减数分裂

生殖细胞是由减数分裂产生的。减数分裂要经过两个独立的过程——第一次减数分裂和第二次减数分裂，它和有丝分裂相似，每一次又通过不同的阶段完成。

第一次减数分裂

前期初

开始，母方和父方的染色体对相互依偎并将染色单体末端卷绕在一起。染色单体片段断裂，染色体对在联会过程中交换，最后聚集形成微管纺锤体。

中期

没有特定的命令和方向，成对的同源染色体聚集在细胞的中央。

后期

染色体对在纺锤体的牵拉下移向细胞的两极。细胞分裂形成两个新细胞，每个新细胞都有 23 条随机组合的父方和母方染色体，以及在联会时增加的变体。

第二次减数分裂

中期

两个细胞中的染色体排列在新的纺锤体中的赤道板上。

→第一次减数分裂后期，着丝粒并不分开。纺锤体纤维将着丝粒和相连接的姐妹染色单体拉向两极：每个染色体和其同源体分离，移往相反两极，并入子细胞核。到了第一次减数分裂末期，染色体数目减少。每个染色体由两条姐妹染色单体组成，但由于互换，它们并不一致。纺锤体消失。在动物和一些植物中，核膜在这一阶段重新形成，且有一段间期（但没有 DNA 的复制）。新子细胞的分裂开始于第二次减数分裂前期，染色单体缩聚，核膜消失，纺锤体开始形成。

→减数分裂间期（和有丝分裂中同样），DNA 复制，染色体翻倍，形成连接在着丝粒上的姐妹染色单体对。第一次有丝分裂前期，纺锤体开始形成。染色体缩聚，聚同源对形成二价体。互换发生：同源染色体互相排斥并分离，但仍在相交点（交叉）连接，在相交点上发生断裂和重新连接。当染色单体分时，它们有新的等位基因组合。中心体（如果存在）移往两极，核膜消失。第一次减数分裂中期，染色体随机排列在纺锤体赤道板上。它们的着丝粒互相排斥，因此一对中的双方分列于相对的两侧，被纺锤体纤维拉往相对的两极。

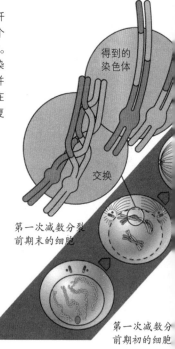

得到的染色体

交换

第一次减数分裂前期末的细胞

第一次减数分裂前期初的细胞

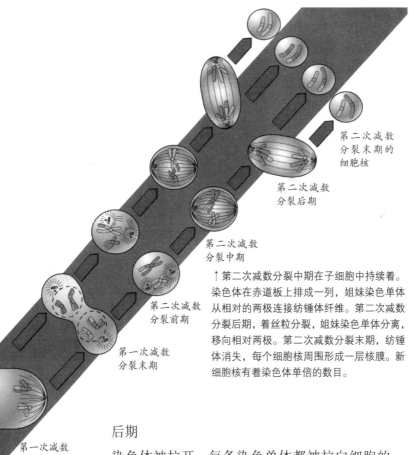

第二次减数
分裂末期的
细胞核

第二次减数
分裂后期

第二次减数
分裂中期

↑第二次减数分裂中期在子细胞中持续着。染色体在赤道板上排成一列，姐妹染色单体从相对的两极连接纺锤体纤维。第二次减数分裂后期，着丝粒分裂，姐妹染色单体分离，移向相对两极。第二次减数分裂末期，纺锤体消失，每个细胞核周围形成一层核膜。新细胞核有着染色体单倍的数目。

第二次减数
分裂前期

第一次减数
分裂末期

第一次减数
分裂后期

次减数
中期

后期

染色体被拉开，每条染色单体都被拉向细胞的一极。现在每条染色单体都独自成为一条染色体。

末期

随着细胞质的分裂产生了 4 个细胞，每个细胞都有 23 条染色体，它们带着混合起来的不同基因。这些染色体中的一条在受精时决定着婴儿的性别。卵细胞中这条染色体是 X，而精子中既可能是 X 染色体也可能是 Y 染色体。

周期 28 天

雌性生殖系统大概每 28 天都要经历两件事——排卵和例假，这就是它的活动周期。这个周期是由垂体分泌的两种激素—— FSH 和 LH，以及卵巢分泌的雌激素和孕酮控制的。

一个女孩刚出生时，她的卵巢中就有上千个未成熟的卵细胞，它们被包裹在卵泡细胞里。女性开始发育后，每个月一些卵泡会被垂体中的激素 FSH 刺激，然后扩大和成熟。所有的卵泡逐渐从旁路掉落，只剩下其中一个发育成宽大而充满液体的卵泡，并在卵巢的一边形成凸起。第二种激素 LH 被卵泡细胞分泌的雌激素刺激，于是释放出来，它可以刺激卵巢在第 14 天左右时排卵。释放出卵细胞后，破裂的卵泡将自己封闭起来并释放孕酮。通常情况下，卵泡细胞都是不会受精的，封闭的卵泡消失了，新的周期又开始了。

当女性进入青春期以后，受卵巢激素的影响，子宫就会周期性地出血，这就是月经，这个周期就是月经周期。每个卵巢周期都会释放一个卵细胞，而每个月经周期则是使子宫做好准备，当这个卵细胞受精时，可以接受它。所以，卵巢周期和月

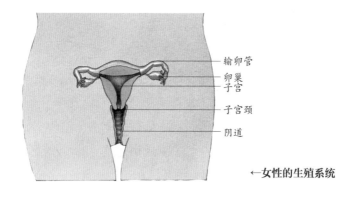

输卵管
卵巢
子宫
子宫颈
阴道

←女性的生殖系统

经周期时间是一样长的。

整个月经周期里，子宫会发生一系列的变化。月经周期前5 天，子宫内膜发生破裂，产生的血液和脱落的组织细胞会通过阴道流出，这就是月经。在雌激素刺激下，子宫内膜将自身修复，从而变得更厚并且产生更丰富的血液供应。排卵之后，孕酮使子宫内膜更柔软，释放营养液的血管和腺体都增多，它们溺爱着这个新来的客人，期待着大概第 21 天的到来。如果没有受精，这些准备就渐渐停下来。随着雌激素和孕酮水平的急剧下降，这个生理周期结束，另一个生理周期开始。

卵细胞与精子

成熟的卵细胞冲出卵巢后，必须经过输卵管到达子宫。为了引导卵细胞，输卵管的开口呈漏斗状，其游离缘有许多如手指样的突起，这叫作输卵管伞。虽然它们包围着卵巢，但并没有形成安全的连接。新释放的卵细胞可以逃入腹部器官之间然后永远丢失掉。

↑成熟的精子细胞包括储存遗传信息的头部、中部和使精子能够朝向女性卵细胞快速游动的蝌蚪一样的尾巴。

为了减少这种危险，输卵管的肌层收缩，使输卵管伞撑起来并"探测"卵巢表面。同时，漏斗表面上皮细胞上快速摆动的纤毛会产生一股将卵细胞带到安全地带的力量。

就像食道中向下移动的食物那样，在输卵管壁的挤压下，

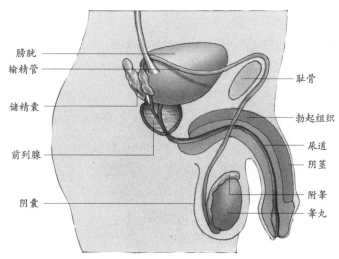

膀胱
输精管
储精囊
前列腺
阴囊

耻骨
勃起组织
尿道
阴茎
附睾
睾丸

↑ 这是从侧面看到的男性生殖器官内部。在男性体内，精子在两个睾丸中产生。性交时它们沿输精管到达体外——输精管向外与输尿管连接为一体。

纤毛继续推动卵细胞向子宫移动。表层未参与运动的细胞释放营养物质来滋润卵细胞。

通常情况下，如果排卵后 24 小时内没有受精，卵细胞就会穿过输卵管最后狭窄的部分。孤独的卵细胞进入子宫，然后被分解和吸收。

精子外表是流线型的，头部扁平，含有细胞核，里面有 23 条染色体。长长的快速摆动的"尾巴"是它的动力机器。在"头部"和"尾部"之间有以螺旋状缠绕的线粒体提供运动的能量。

从青春期开始，睾丸每天能产生上百万个精子。两个睾丸都被分成 250 多个楔形腔，每个腔都有多达 4 个紧紧环绕的精曲小管。管壁是生产精子的工厂。管外层附近的精原细胞进行有丝分裂。一些子细胞进入精曲小管，在这里它们进行减数分裂产生圆形的细胞，它们的细胞质及时流出并获得一个尾巴，从而形成了不成熟的精子并被释放进入管中央的腔里。这个过程要花 2 ~ 3 个月，而支持细胞一直都在滋养和保护着这些准精子。

不成熟的精子是自由的，但无法驱动自己沿着精曲小管运动，它们随着液体被推送到附睾——包绕着每个睾丸的顶部和底部的逗号形状的一堆小管。到了下个月，精子成熟并最终移动到输精管。

影响卵巢周期的垂体激素——FSH 和 LH——在这里同样可以刺激精曲小管周围的细胞释放雄性激素睾丸酮。除了促进产生精子，睾丸酮还要维持雄性特征，比如胡子和低沉的声音。

精子的旅程

精子的产生和成熟是男性对繁殖过程做的第一步贡献。下一步精子要进入阴茎，然后它们需要经过射精的过程从阴茎顶端射出。

射精的时候，长长的输精管的平滑肌层将精子推向它们的通路。两条回路都从睾丸开始向上，然后向下经过膀胱的两边，最终进入前列腺，在这里精子被射入尿道。尿道穿过阴茎根进入海绵体——沿着阴茎轴延伸的 3 个"圆筒"之一。

即将使卵子受精的精子

卵子核

→卵细胞受精过程

卵子细胞质　　卵子外层物质

→精子与卵子的结合过程

卵丘细胞

阴茎海绵体和尿道海绵
体中有大量空间并有丰
富的血液供应。

精囊释放的液体
可以给经过的精子提供
能量。射精前，前列腺产生
可以活化精子的像牛奶一样的液
体，并通过微小的活板门进入尿道。混
有精子的液体是精液。由于尿道主要用来排泄酸性的尿液——
但是精子不"喜欢"酸性的环境——尿道球腺在射精前分泌一
些碱性的液体，使通道有利于精子通过。

卵子　　　精子

精子在输精管的首段储存若干星期或是若干月，如果没
有射出来，衰老的精子将被分解，一些部分被回收。首段外部
还围绕着睾提肌，既可以使阴茎勃起以接近躯干，又可以放
松使阴茎降低。它使精子工厂保持在低于体温 3℃的稳定的温
度——这是产生精子的最佳温度。

精子与卵子的结合

男性与女性进行结合以后，男性射出的上百万个精子会经
历女性阴道的考验，只有经过了重重考验的精子，才能有机会
与卵子结合，形成受精卵。

精子从男性生殖管道出来以后，一部分会在它们的出口溜
走，另一部分才会进入女性阴道。阴道里的酸性环境对精子的

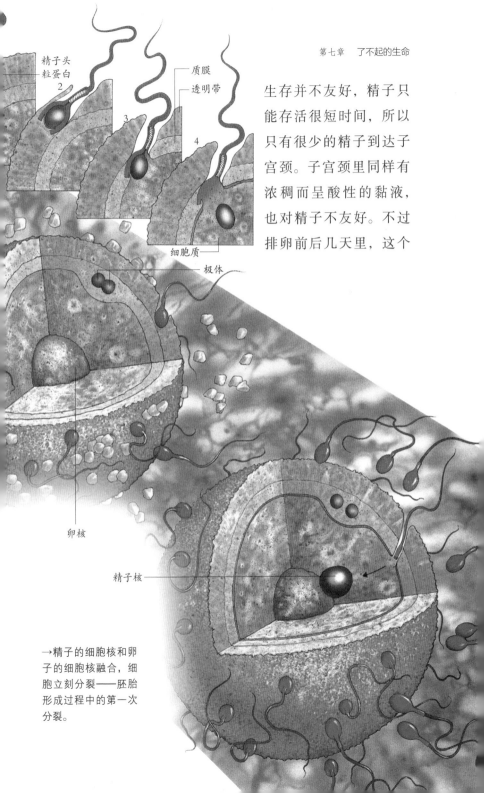

精子头
粒蛋白
2

质膜
透明带
3

4

细胞质

极体

卵核

精子核

生存并不友好，精子只能存活很短时间，所以只有很少的精子到达子宫颈。子宫颈里同样有浓稠而呈酸性的黏液，也对精子不友好。不过排卵前后几天里，这个

→精子的细胞核和卵子的细胞核融合，细胞立刻分裂——胚胎形成过程中的第一次分裂。

屏障会变得稀薄而且偏碱性，恰好方便精子穿越。

最终有一些精子，在从子宫进入输卵管这段考验中存活了下来。但是，这还不够，精子的存活时间只有 24 ～ 72 小时，所以，这并不是它们旅行的终点。

通过宫颈黏液后能到达有卵细胞那侧输卵管的精子只有几千个或是几百个，它们是最强壮的精子。其余精子要么走错路，要么没有力气了，要么被中性粒细胞和巨噬细胞吞掉。

进入输卵管的精子，它们头部含有酶的部分变得十分脆弱，它会在受到撞击时破裂，并释放出可以渗入卵细胞的内容物。这些精子变得十分活跃，这样有利于它与卵细胞的结合。

到达输卵管的精子不止一个，但是只有一个精子可以成为最终与卵子结合的幸运儿。

最终与卵子结合的精子尾巴瓦解后，它的细胞核渐渐靠近卵细胞。精子和卵子各自的细胞核膜都分解，它们释放出了 23 条染色体。这些染色体混合在一起，重新组成一个新生命需要的 46 条"全套"染色体。如果卵细胞和精子都提供了 X 染色体，那么这个新生命就是女孩。如果精子提供了一条 Y 染色体，那么这个新生命就是男孩。

通过有丝分裂，这 46 条染色体让受精卵分裂成两个相同的细胞。随着细胞不断地分裂，最终形成了一个全新的生命。

受精卵的安居

受精卵形成后的第 6 天，它会游进子宫，准备在里面生长发育。

在雌激素和孕酮的调节下，子宫的表层已经达到最厚，为受精卵的到来做好了准备。有分支的长腺体从子宫内膜表面伸出一直深入到组织下部，深处血管延伸至表面的螺旋动脉的数量大大增加。腺体的分泌物和螺旋动脉送来的必需供给滋养着胚胎，直到瓜熟蒂落。

但是如果卵细胞没有受精，或是这个准胚胎没能着床，那么卵巢就停止分泌使子宫内膜加厚，并使它供给充足的孕酮。螺旋动脉痉挛，切断了血液供应并使新形成的层从子宫壁上脱落，并在月经时流出阴道。

妊娠 2 周
约 4 毫米长

妊娠 4 周
约 6 毫米长

准胚胎到达子宫后，它从一个实心的细胞球变为有孔的囊胚。囊胚的外层是由细胞形成的球皮，包围着内部可以形成真实胚胎的细胞团。

妊娠 6 周
约 12 毫米长

羊水

妊娠 8 周
约 23 毫米长

胎盘
脐带
子宫壁
妊娠 9 个月的胎儿
羊膜
卵巢
子宫颈
阴道

↑妊娠各阶段

妊娠 2 周后的胚胎是一个细胞盘。妊娠 4 周时，胚胎中的四肢开始发育。妊娠 6 周后，许多内部器官成形。妊娠第 8 周时，成为胎儿，它的手指和脚趾出现。妊娠 9 个月后，胎儿转为头朝下的位置，准备出生。

为了获得进一步发育所需的营养和氧气，准细胞此时必须把自己埋植到子宫内膜上。为了顺利埋植，囊胚外层的一些细胞得粘住子宫内膜并且释放可以消化它表面的酶。

受精后 8 天，在囊胚挖掘下，子宫内膜被充分侵蚀。破坏后的子宫内膜自我修复以包裹和保护它唯一的寄宿者。囊胚的外层还可以释放激素，"告诉"卵巢中密封的卵泡保持原样并继续产生防止行经的孕酮，因为行经会使怀孕停止。同时，囊胚内部的细胞团——现在已经是胚胎了——不但要继续增殖还得四处运动，并在分化成组织和器官时发挥专一性。胚胎的外面，一个充满液体的保护性袋子——羊膜开始发育。

受精后第 32 天，胚胎现在大概有一粒小豌豆大，它拥有了头部、躯干、小尾巴和像桨一样的四肢，并且在内部已经开始了器官和系统的发育。

当胚胎进入受精后的第 9 周，它就成为一个胎儿。受精后第 10 周，胎儿悬浮在大量具有保护性的羊水中，大概有 60 毫米长。它由数十亿细胞组成，比发育之初的受精卵大了 600 倍。

从它们被埋入开始，这些细胞一直在生长和分化，现在它们形成的这个小个体已经有了人的雏形。它有了脸部特征，可以眯着眼看东西，可以吞咽，还可以皱起眉头。手指和脚趾已经分开了并开始长指（趾）甲。体内的器官都已各就各位，心脏也已经跳动了几个星期。

起初，从母体的循环系统为胚胎吸收营养的绒毛现在与子宫内膜融为一体，形成一个高效的养料供应和废物移除系统——胎盘。在胎盘内部，胎儿和母体的血液供应离得很近但是从来不会混合。扩散保证养料和氧气从母亲传到胎儿，而废物沿着相反方向传递。脐带血管中双向的血流连接着胎盘和胎儿。

宝宝的降生

在妈妈的精心呵护下，经过 270 天左右的子宫生活，胎儿已经发育丰满，做好了面对这个世界的准备。

子宫作为胎儿在母亲肚子里的家，它就要开始产生反复宫缩，宫缩的力量将会把孩子推向外面的世界，让孩子开始真正的人生。

在婴儿出生之后，母亲就会分泌可以哺育孩子的乳汁。乳汁是由位于乳房中的乳腺分泌的液体，它的营养十分均衡，有利于婴儿的健康成长。

↓生命始于受精卵一分为二，二分为四，四分为八，并照此继续之时。几天之后，就有上百个细胞产生；几个星期之后，细胞数就有上百万个。这些细胞建造了各种不同的身体器官。未出生的婴儿是"头优先"的，先发育脑和头部，而后是躯干，再是手臂和腿。开始，小婴儿在子宫内有充足的空间，可以自由地漂浮。但随着长大，子宫内变得狭促，婴儿不得不蜷缩起脖子、后背、手臂和腿。

脐带　　　　胎盘

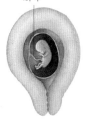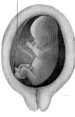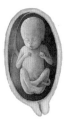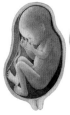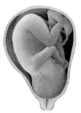

两个月
所有主要的器官都已形成，此时的婴儿被称为胎儿。

三个月
最初的毛发在皮肤上生长出来。

五个月
手和手指会抓住脐带。

七个月
眼睑张开，身体细小，皮肤发皱。

九个月
婴儿转向，头朝下，准备出生。